U0289376

weishengzhishi

青少年卫生知识读物丛书

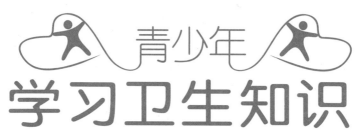

学习卫生知识

QINGSHAONIAN XUEXI WEISHENGZHISHI

主　编：钟朝晖　徐晓阳

副主编：闫　菊　唐晓君

编　者：

任思思　黄巧　曾晓龙　李　君

周　俊　李会　陈音汁　刘文艳

图书在版编目(CIP)数据

青少年学习卫生知识 / 钟朝晖，徐晓阳主编. —重庆：西南师范大学出版社，2013.1
（青少年卫生知识读物）
ISBN 978-7-5621-6135-6

Ⅰ.①青… Ⅱ.①钟…②徐… Ⅲ.①眼－保健－青年读物②眼－保健－少年读物③学习方法－青年读物④学习方法－少年读物 Ⅳ.①R77－49②G791－49

中国版本图书馆 CIP 数据核字(2012)第 311198 号

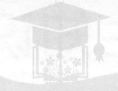

青少年学习卫生知识

主编 钟朝晖 徐晓阳

策　　划：刘春卉　杨景罡
责任编辑：胡秀英
插图设计：冯　婷
装帧设计：曾易成　丁月华
出版发行：西南师范大学出版社
　　　　　地址：重庆市北碚区天生路 1 号
　　　　　邮编：400715　市场营销部电话：023-68868624
　　　　　http：//www.xscbs.com
经　　销：新华书店
印　　刷：重庆东南印务有限责任公司
开　　本：889mm×1194mm　1/32
印　　张：8
字　　数：140 千字
版　　次：2013 年 1 月第 1 版
印　　次：2013 年 1 月第 1 次印刷
书　　号：ISBN 978-7-5621-6135-6

定　　价：19.00 元

　　衷心感谢被收入本书的图文资料的原作者，由于条件限制，暂时无法和部分作者取得联系。恳请这些原作者与我们联系，以便付酬并奉送样书。

序　言

　　青少年是国家的希望和民族的未来,是未来社会的建设者和精神文化的传承者。做好青少年的教育和培养工作,让他们健康成长,是每一代教育工作者、每一位父母责无旁贷的使命,也是全社会的责任。青少年是人一生中生理、心智发育的重要时期:生命力旺盛,对未知事物充满好奇和渴求,需要物质和精神的双重营养。而今天的互联网体系日益发达,网络资讯铺天盖地,良莠不齐。在如此情况下,我们应引导青少年汲取成长的正能量,促进青少年学生德、智、体、美、劳等全面发展。本丛书以提高青少年"体"为中心,辐射"德、智、美、劳"的发展,对于青少年的成长关键期具有举足轻重的作用。

　　正是为了充实青少年的课余生活,拓展青少年的视野,优化其知识结构,培养全面发展的新一代人才,本着"丰富知识、发展技能、提高素质"的使命精神,西南师范大学出版社组织相关领域的中青年专家,编写打造了这套旨在提高青少年综合素质的独具特色的青少年卫生知识读物。本丛书共分 5 册,包括《青少年学习卫生知识》《青少年生活卫生知识》《青少年生理卫生知识》《青少年食品卫生知识》和《青少年运动卫生知识》,从不同的角度、不同侧面介绍了青少年健康成长过程中不可或缺的相关知识。

　　本丛书有三大亮点:

　　1. 每一个知识点以与青少年紧密结合的案例为切入点,让读者置身于各种场景,有很强的现场感;辅以专家引路、知识加油站、小贴士、禁忌行为等板块引导读者进行案例思考、互动讨论,有很强的参与感;对于相对较为专业的知识点来说,编者不以说教和知识的介绍为唯一目的,而重在通过各种板块强调对青少年技能的培养和综合素质的提升。这种编写体例和方式生动活泼、独具匠心,是本丛书编写的最大亮点。

2.本书的案例部分专门搭配有手绘风格的插画,以图文并茂的方式将一个个鲜活的例子呈现在青少年的眼前,增强了本书的可读性,切合了青少年的阅读特点,使本书更加易于青少年接受,青少年更加喜闻乐见。

3.对知识点的阐释力求科学性、追求趣味性,尽量避免晦涩的专业术语。语言通俗易懂、清新朴实、图文并茂,这是本丛书的第三大亮点。

因此,本丛书非常适合作为以中小学生为主的青少年的课外读物,也可供中小学教师和学生家长给课堂教学和家庭教育作参考。

本丛书各分册相对独立编写,编写者众多。虽然我们力求丛书编写体例、语言风格的统一,但各分册也会根据其特点进行必要的调整而难以完全一致。各分册之间引入事件虽尽量避免重复,但难以避免知识点在一定程度上的交叉,即便如此,分册对同一事件的解读也会因角度或者侧重点的不同而有自己的特色。

在编写过程中,虽然各位编者都本着为读者高度负责的精神,力求阐释的准确和科学,但限于编写水平以及时间仓促,书中一定存在一些纰漏甚或错误之处,望广大读者朋友批评指正。

徐晓阳

前　言

　　青少年时期是生长发育极其重要的阶段,是身体及心理快速发育并逐渐走向成熟的时期。青少年时期的健康成长直接关系着个体的健康水平,对一个人一生的健康都将产生重要影响。

　　青少年时期的主要任务是学习知识,我们的大部分时间都是在学习中度过的。因此,学习与我们的健康有着密切的关系。如读书写字时姿势不正确、光线不好就会影响视力,学习与休息的作息制度不科学就会影响我们的身体素质等。所以,作为青少年学生,我们必须认识在学习过程中可能遇到的危害健康的因素,掌握学习卫生的有关知识,养成良好的学习行为,以促进身心健康发展。

　　《青少年学习卫生知识》一书以维护青少年学生身心健康为目的,向同学们介绍一些学习过程中的健康知识,使同学们能够科学地学习、健康地成长。本书的各章节都引用了一些生动的案例,向同学们深入浅出地介绍学习过程中不利于健康的行为及影响因素,回答了一系列与学习卫生有关的现实问题。如青少年应该拥有怎样的一个学习环境才能健康地成长? 应该怎样科学用脑而不至于用脑过度? 怎样的生活作息制度才能保证青少年身心健康? 青少年应该如何应对学习生活中出现的各种心理问题?

青少年应该如何选择适合自己且不会危害健康的学习用品及文具？青少年在认真学习的同时应该怎样保护自己的视力？青少年在学习过程中应该怎样做才不会导致身体健康受损？这些知识不只是青少年需要掌握的，家长及老师也需要掌握。学生、老师、家长应共同努力，让每位青少年都拥有健康的身心，拥有有利于健康的学习环境，在良好的环境中以科学的方法与正确的态度去学习。

　　本书对学习与健康的关系作了初步的介绍，仅是抛砖引玉。鉴于编者水平，本书难免有不足之处，还请大家提出宝贵意见！

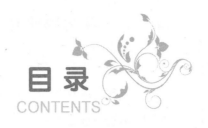

目录
CONTENTS

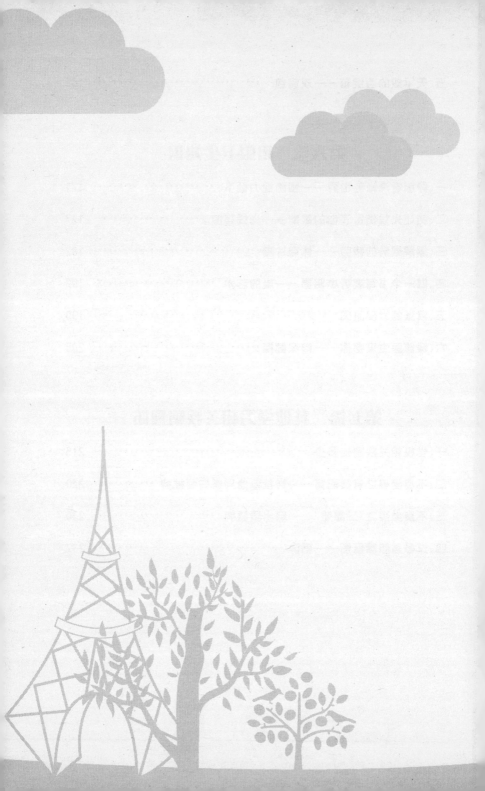

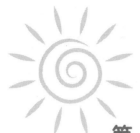

第一篇 如何科学用脑

　　学习疲劳是在连续学习之后出现的一种生理、心理异常状态，其表现是大脑反应迟钝、头麻木或者疼痛、注意力分散、思维滞缓、情绪沮丧或烦躁、对什么都不感兴趣等，从而对身心造成危害。造成学习疲劳的主要原因有学习负担过重、缺乏良好的学习习惯、缺乏学习兴趣及脑营养不足，即没有科学用脑。那么，我们如何科学用脑，在学习上达到事半功倍的效果呢？（1）劳逸结合；（2）培养良好的学习习惯；（3）合理营养，保证睡眠；（4）减轻学习负担。总之，学生、家长及老师都要了解用脑卫生知识，知道科学用脑常识，在学习中科学用脑，避免用脑不科学对自己造成的伤害。

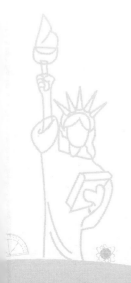

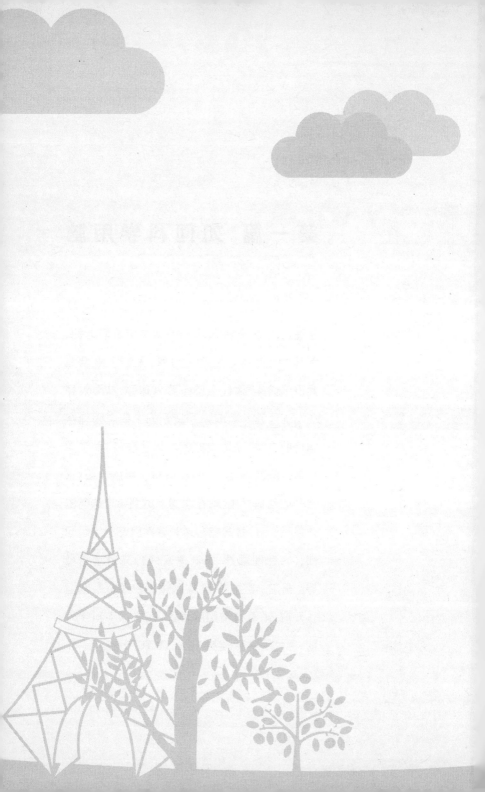

一、人体最复杂的器官——奇妙的大脑

也许你在课堂上忽然灵机一动,为解开一道数学难题而兴奋不已;也许你还在为因贪玩被爸爸妈妈说了几句而伤心难过……人类所有的精神活动都来自于我们的大脑,大脑是身体各种器官活动的最高统帅,人类的情感、思想、记忆、梦境、身体活动等都在大脑的支配下进行。大脑的结构是很复杂的,大脑由大约1000多亿个神经细胞构成,我们从听觉、视觉、触觉、嗅觉和味觉器官得到的所有信息都要传递给这些神经细胞处理,并将结果再传送到相应的执行器官,产生行动和语言等。

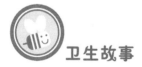
卫生故事

我叫小林,今年14岁,从小就喜欢看一些科普读物。我看了很多关于大脑的书籍,从这些书籍中我知道大脑的重量约1400g,大小约为两只手握成拳靠在一起那么大,它的表面像核桃仁一样凹凸不平,质地像豆腐那样软。大脑是人体最重要的器官之一,它的功能很强大,是指挥人体机能正常运转的司令部,人体几乎所有的功能都是在大脑的支配和调节下完成的。大脑是人类学习、记忆、理解、分析问题的重要器官及储存知识的宝库,可以存储许许多多的东西。人类大脑有很大的潜能可以开发,开发大脑最好的方法就是多用脑。看过这些书籍之后,我深深感受到了人类大脑的奇妙之处,它使我从一个无知的孩子变成了今天懂得好多知识的小大人。我对神奇的大脑产生了浓厚的兴趣,但我还没有完全了解大脑,现在就让我们一起来探索大脑的秘密吧!

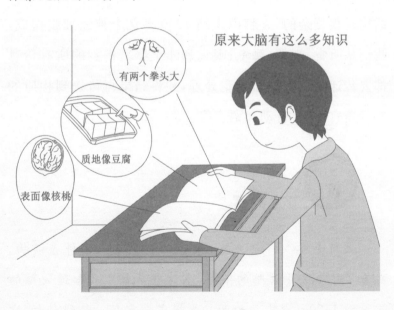

原来大脑有这么多知识

有两个拳头大

质地像豆腐

表面像核桃

互动讨论

(1)我们的大脑功能这么强大,它是由什么组成的?

(2)大脑对我们这么重要,我们该怎样维护它呢?

我们的应对

我们的大脑包括左、右两个半球及连接两个半球的中间部分,是中枢神经系统的最高级部分。覆盖在大脑半球表面的是灰质,称大脑皮质,其深方为白质,称为髓质。大脑皮层厚度大约为 2~3mm,总面积约为 $2200cm^2$。据估计脑细胞每天要死亡约 10 万个,用脑越少,脑细胞死亡越多。左右大脑半球的功能各不相同又相互联系。如果形象地描绘,左脑就像雄辩家和科学家,善于语言、逻辑分析和抽象思维、复杂计算等,但刻板、缺少幽默和丰富的情感;右脑就像艺术家,善于非语言的形象思维和直觉,对音乐、美术、舞蹈等艺术活动有超常的感悟力,空间想象力极强,充满激情与创造力,感情丰富、幽默,有人情味但不善言辞。大脑皮层功能分区定位是相对的,只是执行不同功能有不同的核心部分,大脑皮层的其他区域也有类似机能。若某一功能区受损,在一定条件下其他功能区常可发挥部分机能代偿作用。

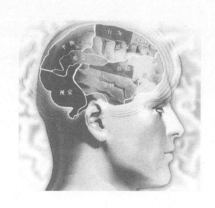

大脑由 100 多亿个高度专门化的神经细胞和 1000 多亿个神经胶质细胞组成,每个神经细胞又可与其他神经细胞发生 1 万个以上的联系,形成非常复杂的神经网络。一个人大脑能够储存的信息容量相当于 1 万个藏书为 1000 万册的图书馆所储存的信息。有观点认为,"即使是最善于用脑的人,一生中也仅使用了大脑能力的 10%"。但现代科学证明这种观点是错误的,人类对自己的大脑使用率是 100%,大脑中并没有闲置的细胞。研究表明,大脑每天约能记录 8600 条信息,一生中凭借记忆能储存约 100 万亿条信息。大脑神经细胞最快的传导速度为 110m/s 左右,从一个物体的亮光进入眼睛到大脑识别这个物体,只需 1/500 秒,每秒钟大脑约进行着 10 万种不同的化学反应。

大脑神经细胞的回路比全世界的电话网络还要复杂1400多倍。高度发达的大脑皮层使人类具有思维、学习、记忆和适应的能力，是脑的"决策"机构，是神经活动的最高调节部位。

各个击破

1.大脑喜欢色彩。平时使用高质量的有色笔或有色纸，颜色能够帮助大脑增强记忆。

2.大脑集中精力的时间最多只有25分钟，所以学习20～30分钟后就应该休息10分钟。可以利用这段时间听听音乐，和同学一起玩耍等，短时间休息后继续学习，效果会更好。

3.大脑需要休息，才能学得快、记得牢。如果你感到很累，先拿出20分钟小睡一会儿再继续学习。

4.大脑像发动机一样需要燃料。大脑是一台宝贵而复杂的机器，所以你必须给它补充优质燃料供它运转。

5.大脑是一个电气化学活动的海洋。电和化学物质在水里能更好地流动，如果你脱水，就无法集中精力。专家建议，日常生活要足量饮水，保持身体必需的水分。

6.大脑喜欢思考。当你在学习或读书过程中提出问题的时候,大脑会自动搜索答案,从而提高你的学习效率。

7.大脑有自己特定的工作周期。每个人有自己特定的几个活跃时期,如果你能在大脑功能最活跃的时候学习,就能事半功倍,会取得更好的学习效果。

8.大脑和身体经常交流。如果身体很懒散,大脑就会认为你正在做的事情一点都不重要,大脑也就不会重视你所做的事情。所以,在学习的时候,你应该端坐、身体稍微前倾,让大脑保持警觉。

9.大脑需要氧气。经常到户外走走,能够缓解疲劳。

10.大脑需要空间。尽量在一个宽敞的地方学习,这对你的大脑有好处。

11.压力影响记忆。当我们的压力过大时,体内就会产生皮质醇,它会杀死大脑中负责记忆功能的那些脑细胞。因此,压力会使我们的记忆能力下降。

12.大脑如同肌肉。无论在哪个年龄段,大脑的功能都可以通过训练来加强。毫无疑问,给自己寻找借口无所事事只会使大脑老化的速度加快。专业运动员每天都要训练,才能有突出表现。所以你一定要"没事找事",不要让大脑老闲着。

13.大脑需要重复。因为多次看同一事物能加深印象,只看一次往往容易忘记。另外,每一次回顾记忆间隔的时间越短,记忆的效果越好。

14.大脑喜欢好心情。开心和学习效率成正比,心情越好,学到的知识就越多,所以,让自己快乐起来吧。

二、大脑的工作效率为什么降低了? ——因为"饿"了

大脑一年365天都不休息,哪怕在睡觉时大脑也有部分脑细胞在勤勤恳恳地工作。大脑每天消耗掉的热量占总热量的四分之一,这就是为什么有些人会无缘无故想吃高热量食物的原因——大脑放出了需要热量的信号。饥饿是大脑对食物的"呼唤",脑细胞的活动需要丰富的养料。我们的大脑很容易疲劳,在学习的时候所需要的各种营养、氧气、供给的血液和能量都是非常高的。充足的营养是大脑正常工作的基础。大脑是人类学习、记忆、理解、分析问题的重要器官及储存知识的宝库,大脑营养物质供给的充足与否,直接影响学习效率及智力活动。为了能持续保证高效率的工作和学习,我们的脑细胞需要充足的能量,但脑细胞本身又缺少储备营养物质的能力。所以,我们每天都应该供给大脑细胞充分而适当的营养。

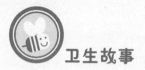 卫生故事

　　小明今年14岁,是一名住校的初中二年级学生。他学习非常刻苦,但是学习成绩平平。为了取得优异的成绩考上重点高中,他每天早晨7点起床,急急忙忙喝掉一包牛奶就赶往教室,开始背诵课文,8点正式上课,上完两节课后,他就感觉有点头晕,但小明一直是学习非常踏实的学生,所以他还是坚持到中午12点。下课后他急忙跑到学校食堂,用餐盘打了一份素菜和2两米饭,吃完后就趴在课桌上小睡了一会儿。很快下午繁忙的学习又开始了,但没上完两节课小明又感觉头脑发昏,注意力不能集中,好不容易回过神来,老师把下个知识点已经讲完了,就这样小明昏昏沉沉地度过了下午的四节课。为了赶上自己一天中落下的学习进度,他急急忙忙赶到学校小卖部买了一个面包和一根火腿肠,回到教室一边吃一边学习,但是自己的大脑好像故意和自己作对一样,不听使唤,老是记不住东西,找不到问题的答案。难道小明要通过自己的努力取得优异的成绩真的那么难吗?

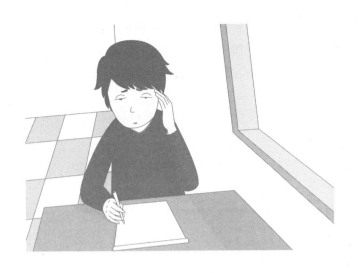

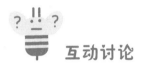 互动讨论

（1）为什么在别人精力充沛学习时会感觉昏昏欲睡呢？

（2）为什么在课堂上老是注意力不能集中呢？

（3）为什么记忆力这么差呢？

 我们的应对

大脑也要"吃饭"，作为身体的指挥中心，负责控制身体的所有器官和活动进程。尽管我们的大脑只占体重的 2%～3%,但是它所需要的能量占一个人全天营养的 20%。我们每天吃的食物,便决定了我们一天的精神状态。大脑是人体中最复杂、活力最旺盛的器官,需要有充足而优质的营养素、能量来维持活动。如果营养物质供应不足,就会造成脑细胞发育不良。人脑耗能占人体每天耗能的比重很大,而且脑的能源供应只能是葡萄糖,每天大约需要 110～145 克,而肝脏从每顿饭中最多只能提供 50 克左右的葡萄糖。所以只有保证一日三餐足够的食物供应,肝脏才能为人脑提供足够的葡萄糖。

 各个击破

补脑食品

(1)鸡蛋

鸡蛋中所含的蛋白质是天然食物中最优良的蛋白质之一,且富含人体所需要的氨基酸。蛋黄除富含卵磷脂外,还含有丰富的钙、磷、铁以及维生素 A、B、D 等。脑力劳动者对这些营养素的需求较高。这些物质都是维持大脑正常生理功能所必需的营养素。因此,每天可吃 1～2 个

鸡蛋来补充营养。

（2）大豆及其制品

大豆是自然界最好的植物蛋白来源。大豆中富含人脑所需的优质蛋白和 8 种必需的氨基酸，这些物质都有助于增强脑血管的机能，每天食用适量的大豆或豆制品，可增强记忆力。

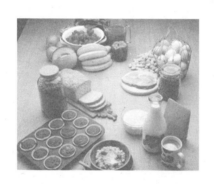

（3）动物脑髓

动物的大脑中含有大量的脑磷脂和卵磷脂，其中又以鱼脑髓最佳。深海鱼油含有两种不饱和脂肪酸：二十碳五烯酸（EPA）和二十二碳六烯酸（DHA），这两种物质对人体大脑细胞，尤其是对脑神经传导和突触的生长发育有着极其重要的作用。

（4）核桃

现代研究发现，核桃的营养非常丰富，特别是不饱和脂肪酸含量很高。因此，常吃核桃可为大脑提供充足的亚油酸、亚麻酸等分子较小的不饱和脂肪酸,增强大脑的功能。另外,核桃中含有大量的维生素,能够缓解神经衰弱、大脑疲劳失眠症,松弛脑神经的紧张状态等。

(5)鱼

鱼富含蛋白质和钙质,特别是鱼脂肪中含对神经系统有保护作用的 ω-3 脂肪酸,有助于健脑。

(6)动物内脏

动物的心、脑、肝、肾中含有丰富的优质蛋白质和类脂(磷脂和卵磷脂等),是补脑的优质食物之一。

(7)牛奶

牛奶中含有丰富的蛋白质、钙及多种氨基酸,每天饮用可增强大脑活力,是一种很好的健脑补脑食品。

(8)水果

菠萝中富含维生素 C 和重要的微量元素锰,对提高人的记忆力很有帮助;香蕉可提供酪氨酸和色氨酸,酪氨酸可使人精力充沛、注意力集中,并能提高人的创造能力。

(9)卷心菜

卷心菜中富含维生素 B,能有效地预防大脑疲劳,从而起到增强记忆力的作用。

(10)木耳

木耳含有蛋白质、脂肪、多糖类、矿物质、维生素等多种营养成分,为补脑佳品。

三、事半功倍的好方法——科学用脑

天才离不开勤奋,成功必然是拼搏和汗水的结晶。然而从科学用脑的角度来讲,如果不考虑其他因素,仅仅一味地无限度用脑,结果很可能会事倍功半。纵然努力不止,最终仍与成功无缘。那么我们应该如何科学用脑呢?首先,防止大脑过度疲劳,大脑的工作状态直接影响人的思维效率。大脑发生疲劳后,人的思维会变得迟钝,注意力不集中,记忆力和听力都会下降。避免大脑过度疲劳要注意两点:一是要劳逸结合。通常情况下,学龄前儿童学习15分钟、中学生学习半小时左右应适当休息一下,做些体育运动;二是要交替学习不同的内容或课程。这样可以发挥大脑两个半球不同功能区的作用,避免同一大脑半球长时间地工作。例如,当你写作文写累了,可以做一些数学题,这样就能有效地防止大脑疲劳。其次,科学安排学习时间。在一天的不同时间段内,一个人用脑的效率会大不一样。一个人可能在某个时间段内脑子灵活,思维敏捷,工作、学习效率高,在另一时间段却刚好相反。这是因为大脑的运转受了人体生物钟的影响。要注意观察自己在哪些时段学习效果最好,把最重要、最需要花费脑筋的工作、学习任务安排在最佳时段内去完成,这样才能取得良好的效果。最后,一定要保证足够的睡眠,睡眠对人体的健康、大脑功能的发挥极为重要。通过睡眠,可以减少大脑细胞的消耗,加速高能膦酸酯等能源物质合成,增加神经信使物质乙酰胆碱的含量,大脑皮层的细胞可以免于衰竭和破坏。与其晚上熬夜低效率地工作,不如早睡早起,以更高的效率去把工作完成,这样既有利于学习和工作,又有利于身体健康。

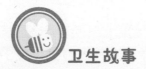 **卫生故事**

小李马上就要上初中三年级了,他学习一向比较刻苦,一想到自己马上要面临中考,就越发地勤奋了。平日里他还喜欢和同学一起打打球、下下棋、逛逛动物园什么的,但是现在这些活动统统被他取消了,一心只顾学习。他的各科成绩都还不错,唯独物理比较差,他为了尽快赶上课程的进度,为中考打下良好的基础,决定每天花费大部分的时间来学习物理课程。早上 6 点钟一起床,他就开始背物理公式,甚至将学校安排的早读时间也全部用于背物理公式了。上完每节课后,他利用课间 10 分钟时间来巩固一下早上所背的物理公式,有时在上其他课时也在回忆

物理公式。自习课上,除了完成老师布置的其他作业外,他几乎都是在学习物理,物理复习资料就有好几套。就这样过了几个月,让他吃惊的是,非但他的物理成绩没有提高,其他课程的成绩还有所下降。

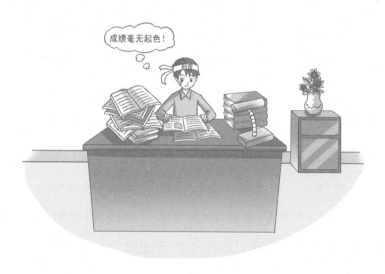

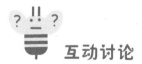 **互动讨论**

(1)为什么我把和朋友玩耍的时间都用在学习上了,成绩却没有提高呢?

(2)为什么我几乎把所有的时间都花在学习物理上了,物理成绩还是没有提高?

(3)为什么我学习其他课程的效率也降低了呢?

我们的应对

学习和思维都必须用脑,只有科学用脑才能事半功倍,收到好的效果。大脑不同的部位具有不同的功能,根据大脑皮层活动的特征,学习必须与休息轮换,使左右大脑都得到充分的休息,保证学习的高效率。课间休息是学校一日生活制度的重要组成部分,是消除疲劳、提高学习效率、增强体质的一种有效而积极的办法。劳逸结合可有效调节流经大脑的血量,改善大脑营养代谢,促进大脑能源物质的合成,消除大脑疲劳。劳逸结合的主要方式有:学习与文体活动交替进行;学习与睡眠相互调节;学习方式和内容的变换等。

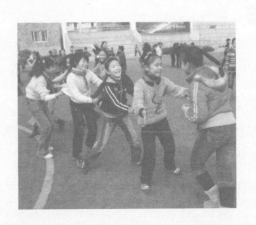

各个击破

1. 适时用脑

科学用脑的关键在于遵循大脑活动的规律,大脑的活动规律可因各人的学习、生活习惯而有所差异。研究表明,一般人的大脑功能活动每天至少有 3～4 个脑力活动记忆高潮,分别是早晨起床后,上午 8～10 时,下午 6～8 时和临睡前 1 小时。在校规校纪所允许的范围内,安排符合自己大脑活动规律的学习时间,避免学习无规律、用脑无节制,甚至强迫自己超负荷用脑等不良用脑习惯,获得单位时间内的最佳学习、工作效率。

2. 善于用脑

两个大脑半球功能各有侧重,左脑除了管理右半身的运动和感觉外,在语言、书写、计算、逻辑推理、理智、思维、判断等方面起主导作用;右脑除了管理左半身的运动和感觉外,在音乐、美术、幻想、审美、技艺和空间知觉等方面起主导作用。在学习过程中,有意识地交替使用左、右脑,如复习、阅读、计算、作业后(这时使用左脑)听一段时间的音乐或看一些绘画,参加一些丰富多彩的文娱体育活动(这时使用右脑),就有助于左脑的恢复与再利用。此外,经常用脑可促使脑细胞的新陈代谢,有利于提高脑的功效和潜能的开发。

3. 保证良好而充足的睡眠

大脑是人体最精细微妙的组织,也是最容易出现疲劳的组织。长时间的用脑工作会引起大脑皮层神经细胞的倦怠,导致工作效率下降。由于睡眠时大脑血液供应增多,可给脑细胞提供足够的能量和营养,减轻脑神经疾患的症状。因此每天保持充足而良好的睡眠,才能及时消除大脑的疲劳。睡眠时间的长短因人而异,一般青年人每天需要8~10小时。只要次日感到精力充沛,精神焕发,就说明睡眠已足够了。过多的睡眠不但没有必要,反倒有害。睡得太多,反而使脑子迷迷糊糊、昏昏沉沉,不能保持正常工作所必需的适度的兴奋水平。

4. 保证大脑的营养供应

(1)营养物质

大脑需要脂类、糖类、蛋白质、维生素 C、维生素 E、维生素 B 族等大量的营养物质。高蛋白质、高维生素的食物对于大脑结构的正常发育和提高脑功能是十分重要的。因此为了我们大脑的健康,一定要保证充足而且平衡的营养。

（2）氧气

人的大脑重量仅为体重的 $2.0\%\sim2.5\%$，但氧耗量占全身氧耗量的 20%，脑组织的氧储备很少，对缺氧极为敏感，因此保证脑组织的供能、供氧极为重要。在学习过程中，应当注意学习场所的通风换气，保持空气新鲜；课间休息要走出教室或临窗呼吸新鲜空气；一日之中，参加户外活动时间应不少于 1 小时；避免蒙头大睡等。

四、脑力劳动的强度——学习负荷

"头悬梁，锥刺股"一直是人们推崇的古训，很多老师与家长在培养、教育下一代时，把孩子的脑力当成负重的骆驼，不断加载负荷，相信只要这样就一定能取得学业上的成功。其实，这是掠夺式地使用大脑，无异于自我摧残。青少年阶段本是大脑发育的黄金时期，过度用脑并不是在开发大脑，而是会造成脑力疲劳，甚至大脑早衰。只有根据每个个体大脑所能承受的重量来安排学习量，才能取得学习的好效果。"头悬梁，锥刺骨"的典故只能代表一种刻苦奋发的精神，在实际生活中，这种做法并不可取。"莫等闲,白了少年头"的说法没错,但是在开发脑力潜能时要注意合理并适度,要科学用脑,切勿用脑过度。我们必须使每个学生懂得,刻苦学习不等于整天坐着看书做题。文体活动停止,睡眠被剥夺,日夜加班、加点,这种做法很不科学。必须了解自己的大脑活动周期,结合这个周期做出符合自己的学习计划。

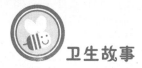

卫生故事

　　小张一直是一名学习成绩优秀的学生,今年他上初三了,再过几个月的时间就要参加中考了。这是他人生的第一次重大转折点,他的父母几乎每天都在提醒他:"你可一定要努力了啊！如果中考考不好,上不了重点高中,你就没有什么前途了啊！"他的叔叔也不时地提醒他:"你要是考上重点高中了,我就给你买一台学习机。"他的阿姨也经常警告他:"如果你考不上重点高中,你的笔记本电脑就泡汤了！"……就在这种环境下,小张不得不在做完老师和家长布置的复习作业外,自己也安排很多的复习作业。为了每天坚持做完所有的复习资料,小张每天都是早上 6 点起床,晚上 12 点睡觉,中途也没有时间参加课外活动,和同学聊天的时间也越来越少了。就这样过了一段时间后,小张发现自己在上课的时候,注意力老是集中不起来,晚上睡觉的时候虽然感觉很累,但是一躺到床上,就开始胡思乱想,要过 1 小时左右才能入睡,而且老是做噩梦,一晚上要醒来好几次。

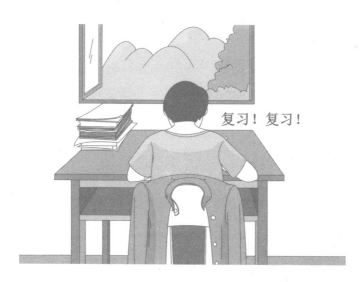

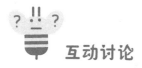 **互动讨论**

(1)难道前途、学习机和笔记本电脑都要泡汤了吗?

(2)为什么学习时注意力不能集中呢?

(3)为什么每天晚上迟迟不能入睡,而且做那么多的噩梦呢?

我们的应对

学习主要是靠大脑的积极活动。一般来说,合理的学习训练会促进大脑机能的发展。但是过重的学习负担就容易破坏大脑活动的平衡状态,使大脑皮质的兴奋和抑制过程失衡。过重的课业负担也会造成紧张和焦虑,还会导致各种身心疾病。总之,过重的课业负担严重危害着青少年的身心健康。

 **各个击破**

(1)不要把目标定得太高,避免超出自己能力所及的范围。

(2)合理地分配学习和休息时间,做到劳逸结合。

(3)课余时应做适量运动,既可强健身体,亦可减压,有利于大脑得到休息。

(4)遇到困扰或情绪低落时,可与家人、朋友、同学沟通并获得支持和关怀。

（5）即使再忙,也要有充足的睡眠,这对于处在身体发育时期的青少年来说尤为重要。

（6）不做"书呆子",要充分享受户外活动或发展个人兴趣所带来的乐趣。

五、怎样使学习负荷适应自己？——调节学习负荷

受传统文化中"苦学勤奋观"的影响,许多学生认为"苦学"是应该发扬的精神。的确,学习是一种艰苦的创造性脑力劳动,学习者确实需要具有勤奋刻苦的精神。然而,在今天的学校中,这些优良传统文化的精神内涵被片面地扭曲了,忽视人性的"苦学精神"成为许多家庭和学校学习理念的核心。在这种观念支配下,社会认同苦学,家长赞成苦学,学生为了自己的前途即使再苦再累也得去做,否则就可能被指责为不求上进。可后果往往是学习负荷过重,使孩子身心俱疲。现在的生活水平提高了,许多人认为,现在的孩子应该是最幸福的,吃的、穿的、玩的,包括教育资源与环境,都比以前好了很多。可学生们感觉到的并非如此,繁重的学习任务给他们带来了巨大压力。那么在这种情形下,就需要调节自己的学习负荷及拥有科学

的学习方法。学习本身也是一门学问,有科学的方法,有需要遵循的规律。按照正确的方法学习,学习效率就高,学得轻松,思维也变得灵活流畅。

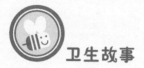 卫生故事

　　小玲是一名初中三年级学生,在进入初级中学前她就是一名"三好学生",中学三年以来,她每一年都是"三好学生"获得者。她的学习时间不是最长的,也不是最用功的。她一直以来都不是废寝忘食的学生,她每天晚上9：30上床睡觉,早上7：30起床,中午吃完饭还要休息一会儿。课间休息她很活跃,美术课、音乐课、体育课她都会积极参与进去,每天还抽出来一部分时间锻炼身体。每逢周末都会相约同学去公园散步,去博物馆参观等。她的复习资料也不是很多,除了学校发的资料,她自己只买了一套资料。她上课认真听讲,下课尽情地玩耍,一直以来,小玲都是班里的尖子生,父母眼中的佼佼者,老师眼中的好学生。

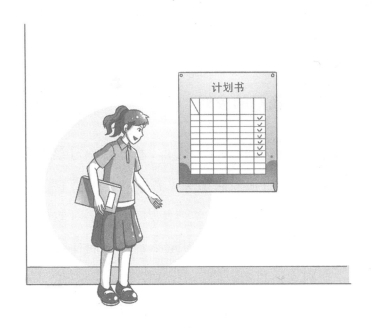

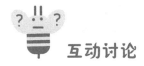 **互动讨论**

（1）为什么有些同学学习非常用功，在学校学，回家也学，不时还熬夜，题做得数不胜数，但成绩总上不去呢？

（2）本来有付出就应该有回报，而且付出得多就应该回报多，这是天经地义的事。为什么有的同学学习所花费的时间和学习成果不成正比呢？

我们的应对

很多同学练习题买了一大堆,看上去学习很用功,可成绩总是不理想;很多同学买了各种各样的资料,全部做完之后还是不会。原因是学习压力太大,学习效率太低,没有找到好的学习方法,学习量不恰当。同样的时间内,只能掌握别人学到知识的一半,这样怎么能学好?提高学习效率,降低学习负荷,找到适合自己的学习量。学习效率的提高,很大限度上决定于学习之外的其他因素,这是因为每个人的体质、心境、状态等诸多因素与学习效率密切相关。

"学而不思则罔",思考是学习的灵魂。在学习中,知识固然重要,但更重要的是驾驭知识的头脑。如果一个人不会思考,他只能做知识的奴隶,知识再多也无用,而且也不可能真正学到好知识。知识的学习重在理解,而理解只能通过思考才能实现,思考的源泉是问题,在学习中应注意不要轻易放过任何问题,有了问题不要急于问人,应力求独力思考,自己动手动脑去寻找问题的正确答案,这样做才有利于思考能力的提高,也有利于提高学习效率。

《论语》开篇第一句"学而时习之"道尽学宗,不断地重复显然是学习中很重要的一个方面。当然,这种重复不是机械的重复,也不只是简单的重复记忆。每次重复应有不同的角度,不同的重点,不同的目的,这样每次重复才会有不同的感觉和体会,一次比一次获得更深的认识。知识的学习与能力的提高就是在这种不断地重复中得到升华,所谓"温故而知新"也。

各个击破

(1)给自己定一些时间限制。连续长时间的学习很容易使自己产生厌烦情绪,这时可以把学习任务分成若干部分,对每个部分合理安排时间,这样不仅有助于提高学习效率,还不会产生疲劳。

(2)不要在学习的同时干其他事或想其他事。一心不能二用的道理谁都明白,可还是有许多同学在边学习边听音乐。或许你会说听音乐是让大脑得到休息的好办法,你可以专心地学习一小时后再放松地听一会儿音乐,这样比戴着耳机做功课的效果好多了。

(3)不要整个晚上都学习同一个内容。实践证明,这样做不但容易疲劳,而且效果也很差。每晚安排学习两三门功课,效果要好很多。除了十分重要的内容以外,课堂上的笔记不必记得很详细。如果课堂上忙于记笔记,听课的效率可能不高,况且你也不能保证课后一定会去看笔记。课堂上所做的主要工作应当是把老师的讲课内容消化吸收,适当做一些简要的笔记即可。

(4)每天保证充足的睡眠。晚上不要熬夜,按时就寝,中午坚持午睡。充足的睡眠、饱满的精神是提高效率的基本要求。

(5)学习时要全神贯注。玩的时候痛快玩,学的时候认真学。一天到晚伏案苦读不是良策,学习到一定程度就得休息、补充能量。学习之余,一定要注意休息。但学习时,一定要全身心地投入,手脑并用。学习时要有陶渊明"虽处闹市,而无车马喧嚣"的境界。

(6)坚持体育锻炼。身体是"学习"的本钱,没有一个好的身体,再大的能耐也无法发挥。因而,再繁忙的学习,也不可忽视放松锻炼。有的同学为了学习而忽视锻炼,身体越来越弱,学习越来越力不从心。这样怎么能提高学习效率呢?

(7)学习要主动。只有积极主动地学习,才能感受到其中的乐趣,从而对学习产生兴趣。有了兴趣,效率就会在不知不觉中得到提高。有的同学基础不好,学习过程中老是有不懂的问题又羞于向人请教,结果是郁郁寡欢、心不在焉,更别谈提高学习效率了。这时,唯一的方法是向人请教,不懂的地方一定要弄懂,一点一滴地积累才能进步。如此,才能逐步地提高效率。

(8)保持愉快的心情,和同学融洽相处。每天有个好心情,做事干净利落,学习积极投入,效率自然高。和同学保持互助关系,团结进取,也能提高学习效率。

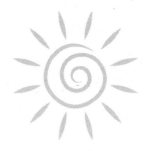

第二篇 生活作息制度

良好的生活作息制度是保障青少年学生健康成长和取得最佳学习效果的前提。如何建立一个良好的生活作息制度呢?

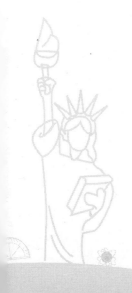

一、合理确定作息时间

中小学学生普遍面临学习压力巨大、学习负担过重、学习积极性不够高的困境。一方面,这种现象给学生一种"存在即合理"的印象,可能使一部分学生不知不觉中走进"习惯成自然"的思维定式。作为学生,为了自身的健康成长,我们必须合理安排每一天的作息时间(包括学习、作业、休息、睡眠、体育锻炼、户外活动、文娱活动、三餐、个人卫生等的时间安排),做到专时专用,才能使我们有良好的学习效率和身体素质。

但是,根据近年来各地调查的结果,我国的中小学生每日的生活作息时间安排仍存在一些问题。有人将其概括为"重、多、少、缺"四个字,即"学生课业负担重,课外作业多,睡眠时间少,体育锻炼缺。"上课时间加自习时间超过 8 小时的中小学生占 90% 以上,约有 1/2 的小学生不足 10 小时,一半以上初中学生的睡眠时间不足 9 小时,高中生不足 9 小时。

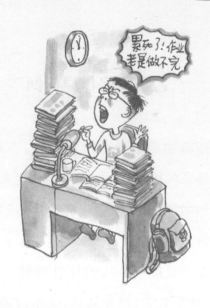

卫生故事

　　王奶奶今年已经近 90 岁了,家住武汉,她每天早上 6 点多起来晨练,看到大街上都是孩子,她觉得孩子上学太早了。她说没有充足的睡眠,他们的身体哪能强壮得起来? 于是,她专门给当地的报纸打电话,建议全市学校修改作息时间,最好早上 9 点开始上课,下午 5 点放学。这样,孩子才有足够的时间做自己想做的事情。

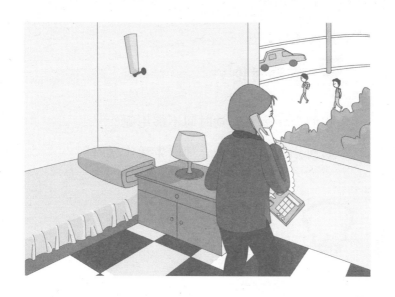

　　2006 年,武汉市曾就义务段中小学学生在校的作息时间作出调整,以进一步规范作息时间,减轻中小学生过重的课业负担,但未对学生到校时间进行调整。义务教育阶段中小学学生作息时间具体为:小学冬季、春季上午 8 时 30 分到校,中午 12 时 10 分放学,下午 2 时到校,下午 4 时 30 分放学;初中冬季、春季上午 8 时到校,中午 12 时放学,下午 1 时 40 分到校,下午 5 时放学。

　　不过,在实际操作中,小学基本都要求学生在 8 点之前到校,初中则要求学生在 7 点 30 之前到校,上早自习。至于初中和高中的毕业班,上学的时间更早,放学的时间更晚。不少家长认为,孩子读书真的很苦,国家规定的中小学生作息时间,怎么成了一纸空文?

 互动讨论

(1)我们为什么总感觉时间不够用呢?

(2)如何才能拥有一个合理的生活作息时间?

 我们的应对

养成一个有规律的作息时间对人的身体健康是非常有益的,对于生长发育迅速的青少年而言更是如此。中小学生的作息时间如何安排,关系到身心健康,关系到素质教育的实施。中小学生首先应遵守学校冬夏季实际作息时间,严格遵守到校时间、在校学习时间以及课间体育锻炼时间。同时建议学校管理部门更应严格执行新作息时间,要给青少年留下了解社会的时间,留下思考的时间,留下动手的时间。

各个击破

小学生在校学习时间不宜超过 6 小时,初中不宜超过 7 小时,高中不宜超过 8 小时。

学习时间为学生上课和校内自习的时间,不包含课间休息、课外文体活动和社会实践活动时间。

小学每节课应为 40 分钟,小学一年级可将每节课时间调整为 35 分钟,保证新生对学校学习、生活尽快适应;初中每节课应为 40 分钟;高中每节课不宜超过 45 分钟。

二、科学分配学习时间

早在 20 世纪初,苏霍姆林斯基就曾经痛惜地指出:无论什么都没有像在学校里、课堂上这么滥用和浪费时间的。然而,直到现今,学生在课堂内外的时间滥用、误用等现象和问题仍然存在,尤其表现为时间长度设计、密度安排和分配方式不科学,极大限度地影响学生的有效学习。

调查显示,我们的小学生中有绝大部分的日均睡眠时间不到 10 小时;有约 80% 的学生早晨起床后还想继续睡;能在晚上 9 点半前睡觉的小学生仅占很低的比例。为何会晚睡?反馈信息是大部分小学生的家庭作业时间超过了 1 个小时。平时学生从学校回到家以后主要的活动就是学习。我国小学生的学习时间过长,课业负担过重。

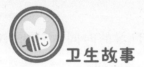

卫生故事

目前,中国小学生全年平均上课 245 天,和日本小学生的上课天数大致持平,而英国、美国大部分小学生分别为 210 天和 180 天,美国小学生的课时数仅为中国小学生的 2/3。

原教育部副部长、中国工程院院士韦钰直言:"学生学什么?现在的孩子学得太多了,小学的孩子就有七八门学科,其实没有必要学这么多、这么全面,我们要确定核心教育主张。在美国,小学生就只有三门核心课程——语文、数学和科学,我们的孩子学好这样几门核心学科也就可以了。"韦钰院士一直在研究大脑构造和教育的关系。经过多年对大脑认知的研究,韦钰院士认为,课堂教学必须尊重人脑的发展规律,小学阶段着重学语文、数学、科学等核心学科就可以了。

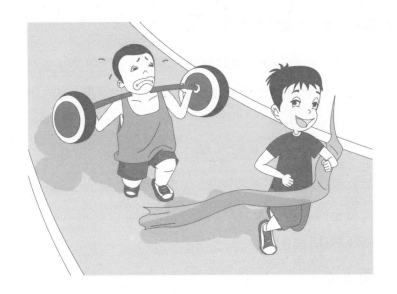

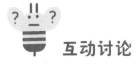

互动讨论

(1)为什么我总有做不完的作业？

(2)为什么我的一天总是那么"忙碌"？

我们的应对

现行的中小学生作息时间并不完全符合人体的生理规律，对学生的身心健康有一定的负面影响。

1.国外可供我们借鉴的样板

美国:小学生每日在校时间较短,小学一般下午2点放学,中学3点放学,小学生很少或几乎没有家庭作业,中学生家庭作业也很少。

澳大利亚:小学的每个课时都是72分钟,但是每天只有四节课。课业则相对轻松,平时基本上没有家庭作业。澳大利亚的一些学校,学生放学后,还可以继续在学校进行一些劳动,例如放羊、种花等。

2.国内有关省份的"减负经验"

福建:要求各地和各学校要科学制订中、小学生的在校作息时间,小学一、二年级每周26课时,小学三至六年级每周30课时,初中每周34课时,高中每周35课时;小学每课时40分钟,中学每课时45分钟;学生每天在校的活动总量,小学不超过6小时,初中不超过7小时,高中不超过8小时。

云南:中小学生每天在校集中学习时间总量为小学生不超过6小时,初中学生不超过7小时,普通高中学生不超过8小时。保证小学生每天有10小时以上、初中生每天有9小时以上、高中生每天有8小时以上的睡眠。

各个击破

1. 脑科学规律与时间分配

　　一个人集中精力进行作业,有效使用头脑的时间为两个小时左右,在此期间,集中学习一门功课便会降低效率20％,可是,在此期间如果能休息 5～10 分钟,效率又会得到恢复。获 1981 年诺贝尔生理奖的美国学者斯佩里博士通过近 40 年的裂脑人研究证明:人脑的左右脑在功能上既有区别又相互补充,各司其职又相互配合。由于大脑在完成某一特定任务时只允许一个半球的优势,因而单方面的教育和训练只能使一个半球得到发展,而使另一个半球受到压抑。因此我们在校的学习时间必须考虑各种活动动静交替进行,以保证用脑健康。

2. 生物学规律与时间分配

　　人一天之内的精力变化有规律可循:早晨记忆力最佳,中午 12 点前思维、精力和体力达到高峰,13：00～14：00点脑力和体力较低,15：00～18：00 活跃,21：00出现一天当中第二个高峰。按照这样的规律,我们可以在早自习和上午第一节课背诵课文,在上午第二、三节课进行思维与问题解决的学习活动。

3.心理学规律与时间分配

人在一周内周三的状态最好,效率最高,出错最少,而周一的效果最差,失误较多,周末也会出现疲劳现象。因此,一周内要用状态最好的两个效率高峰去处理最重要、最复杂、最需要创造力的问题,而在低效时间从事周期性、重复性的日常工作或者娱乐体育活动。

三、让课外活动丰富多彩

课外活动可以满足我们关心国内外大事、思索人生价值的精神需要,帮助我们树立正确的人生观、世界观,提高分辨是非、真伪、善恶、美丑的能力;走出课堂、接触实际、接触社会,能够激起我们的理想火花,培养热爱家乡、热爱祖国的思想感情,还可以培养爱科学、爱劳动、遵守纪律、爱护公物等品德。

青少年的精力旺盛,活动量大,求知欲强。多数学生不满足学校单调的甚至有些枯燥的课堂生活,向往和追求一种多维的、多层次的和多色彩的立体生活。正是由于课外活动的丰富多彩满足了青少年的求知、发展和实践的需求,释放出青少年青春活力,才使得青少年对课外活动表现出强烈的兴趣和热情。

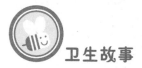 **卫生故事**

早上 7 点 30 分,初三学生李倩走进教室开始了一天的学习。

上午四节课,除了第二节课后学校组织的课间操,其余课间 10 分钟她都待在教室里,不参加任何户外活动。

中午 11 点 50 分下课后,午餐后只有不到半小时的自由活动时间,12 点半开始是学校组织的午自习。

下午 1 点 40 开始上课,到 5 点放学回家之前,除了上厕所她都没有离开过教室。

晚上 7 点吃完晚饭,她又开始写作业,最早也要写到晚上 10 点半。

李倩说,并不是只有毕业班的学生才是这样,初一、初二的学生也基本如此。

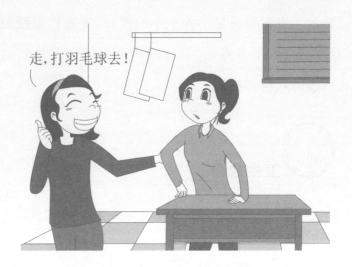

　　调查显示,欧美等国的青少年平均每天的户外活动时间为2～3小时,而我们青少年平均每天户外活动时间不足1小时。大部分孩子在户外运动时间较为稀缺的同时,运动时间分布也不均衡。超半数的中小学生户外运动时间在周末,选择周一到周五日常时间的只占很少一部分,还有不少孩子除了学校的体育课之外没有运动时间。一些调查显示,孩子们户外运动时间不足的内因是怕累、怕难、怕无聊。

　　"我最讨厌网球、排球,因为运动消耗力气太多,太累。"

　　"我最讨厌足球,因为踢足球太难,进球特不容易。"

　　"我最讨厌篮球,因为投篮太难,老投不进去。"

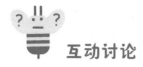

互动讨论

（1）为什么大部分青少年对户外活动不感兴趣？

（2）为什么孩子们宁愿在家待着也不愿出去参加户外活动？

我们的应对

户外活动欠缺造成的直接后果是：身体素质较差，视力普遍下降；心理问题增多，缺乏童年的天真和快乐；思维能动性减少，缺乏主动思考和创造冲动；与人交往的能力较差，协作意识淡薄；意志力薄弱，品德状况堪忧等等。很多教育专家都表示：亲近阳光，亲历风雨，通过户外活动的方式让青少年体验成长，使青少年接受课外最自然的教育，也是变"应试教育"为"素质教育"的主要途径。

各个击破

1. 让我们亲近大自然

户外运动不是非得登山露营,而是不要总待在家里,让我们多在户外跑跑,哪怕是在公园里晒晒太阳,在草地上摸爬滚打,都会是很好的户外启蒙。这样我们能够很自然地融入身处的环境和氛围,热爱大自然并学会用自己的眼睛去发现新事物。大自然并不仅指野外,还包括人们身边的自然环境。它可以是胡同尽头的一片小树林,也可以是房后的一条小溪。在生物学家眼里,这些地方也许无关紧要,但在我们的眼中,这就可以是整个世界。

2. 在运动中锻炼和健全我们的品格

青少年长期待在家里,缺乏群体活动,缺乏真实体验,缺乏与人接触的经验,长此以往,我们就会害怕接触陌生人、害怕陌生环境,从而拒绝交往,造成人际交流障碍。长期独处还会让我们变得自由散漫,对规则的容忍度差,一旦有较强的纪律约束,就容易产生逆反情绪。有针对性地进行体育锻炼对于培养和健全青少年的性格,有着特殊的作用。如青少年比较腼腆内向,可以让其选择多参与群体性运动,如足球、篮球等项目;如胆子较小,不妨选择游泳、溜冰等活动,在运动中增强胆量和自信;如做事犹豫不决,可以选择参加羽毛球、网球等训练孩子的判断力和快速反应力等活动;如遇事毛躁,不妨选择慢跑、打太极等方式锻炼。

3. 家长应和我们一起动起来

家长可以鼓励我们从一些比较简单的运动做起,掌握任何特殊运动技巧并不重要,重要的是让我们有机会享受运动带来的乐趣,提高我们参与运动的积极性,从而愿意主动参与。家长应对我们所选择的运动项目持开放的心态,无论选择什么都应该支持。除了支持,家长最好能做我们的榜样,寻找一些适合一起进行的运动。

4. 最佳健身时间

锻炼身体应根据个人的体能以及个人的身体条件来决定。合理的运动频率对于运动的效果和坚持很重要,运动时间如果超过90分钟就不利于身体的恢复,会引起过度疲劳,不利于运动后疲劳的消除和身体机能的恢复。因此,每次运动在60～90分钟为宜,而且如果每周训练四五次,最好练两三天休息一天,有利于身体机能的恢复。

【小链接】

国外孩子的户外运动情况

美国：家长普遍注重从小培养孩子的"体商"。美国孩子大多都是体育迷，有80%以上的青少年每天参加学校组织的体育课或课外体育活动。

日本：成绩优秀的孩子虽然让人羡慕，但体育好的孩子更让大家尊重。孩子上学后，每天都有体育课，定向越野等户外运动在日本青少年中已经得到了有效的普及。

新加坡：新加坡的中小学生学业负担并不轻，每天下午两点以后，学校都安排了课外活动时间。学生们有足够的时间参加各种体育运动。

法国：教育学者和学生家长普遍认为儿童在经过7周的学习后，应当有两周的休假。小学有1/3小时用于体育教学，每周有8~9小时的体育活动；中学生每周为5个小时体育活动时间。

瑞典：在7~20岁中小学生中，60%以上都是1~2个俱乐部的成员。政府规定青少年只要5人一起参加体育活动达一小时，每人可获17克朗补助。

四、珍惜课间十分钟

课间十分钟是调节学生生理、心理的必要手段,充分利用有限的课间时间进行放松和调节对于青少年的身心都是大有裨益的。

一堂课下来,对于我们来说,承担着过度的心理和生理压力。首先是生理上,我们的课堂学习主要以坐姿为主,每个同学离开座位活动的时间很少,学生身体上已经感觉疲劳了;其次是心理上,全神贯注地学习,势必要消耗大量的精力,以及在学习过程中所产生的紧张、激动、兴奋等情感体验,都会使同学们产生极度的精神疲劳。

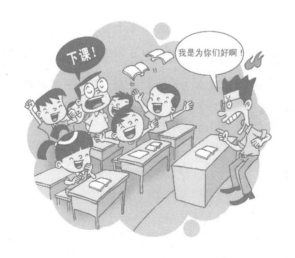

"丁零零……"那熟悉又悦耳的下课铃声响了,三年级一班的晓雪和她的同学们终于盼来了一个让人放松的课间。可数学老师还在滔滔不绝地讲着,丝毫没有下课的意思。

台上的老师讲得口干舌燥,台下的晓雪和同学们早已心不在焉,有的眼巴巴地看着老师,希望老师快点下课;有的手托下巴,昏昏欲睡;有的脸色发青,显然是让尿憋得痛苦难耐;还有的眼望窗外课间活动的同学,好生羡慕……

终于,老师的课讲完了,同学们仿佛一下子来了精神。谁知,老师好像早有准备地说:"接下来翻开书,布置课堂作业。"同学们简直都要晕过去了!

急急忙忙把课堂作业"搞定",晓雪已是手腕疼痛、筋疲力尽,心想:啊,终于可以出去玩会儿了,太棒了! 可当他们要冲出教室时,"丁零零……"那熟悉而令人气恼的上课铃声又响了!

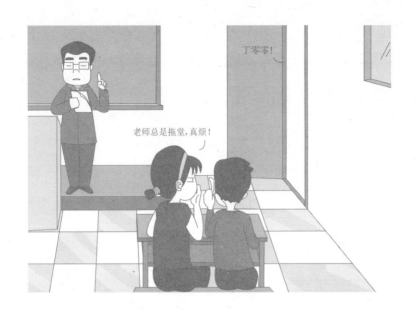

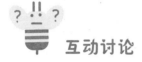

互动讨论

（1）如何将孩子们的课间十分钟安排得丰富多彩？

（2）中小学生在自由活动时间应该如何进行管理？

我们的应对

　　上课过程中的休息是必需的，每个人都会因为个体的差异对上课的时间长短要求不同，但长时间听课后都会出

现精神分散的状态,时间越长,精神越难以集中。从美国教育学家麦克尔·盖伯的人体记忆力曲线图中也能看出这一点:

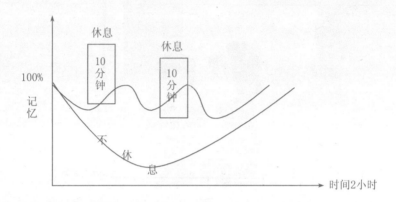

适当的休息使记忆力从波谷回到波峰,保持一份相对积极和兴奋的良好学习状态。

各个击破

1. 充分利用课间十分钟进行自由活动

课间十分钟可以让大脑得到休息,以良好的状态投入到下一节课的学习中去。下课后,可以走出教室,呼吸呼吸新鲜空气,散散步,与同学们聊聊,使大脑得到休息;可以望望远方,看看绿色的植物,让眼睛缓解一下;还可以和同学们做一些运动量小的游戏,比如跳绳、踢毽子、跳皮筋、捉迷藏、丢沙包……课间适量的运动,不仅是人体健康的需要,也是心理健康的需要。游戏可以增进友谊和团结,调节精神面貌,促进我们更好地成长与发展。如果做激烈的奔跑运动,会感到疲劳,反而会影响学习;而下课后继续待在教室看书写字将使得眼睛太疲劳,容易患近视,大脑太累了,再学新知识时就听不进也记不住。

2.合理分配课间十分钟

在课间十分钟内,我们既可处理与上一节课有关的事务,又可适当休息,还可为下一节课的学习作准备。我们合理地将课间十分钟分为三部分:第一时间段,完成"交作业""解决遗留问题"等与上一节课有关的事务,大约需要2～3分钟;第二时间段,休息、娱乐,大约需要3～5分钟;第三时间段,学生收拾桌面、准备课本文具、调节心理,开始为下一节课的学习作准备,大约需要1～2分钟的时间。

3.选择合适的方式休息和娱乐

课间十分钟,时间相对短暂,因此,我们应尽力地选择一些室外的小型的运动游戏,使自己从上一节课的繁重的精神劳动中解脱出来,但不适宜从事一些剧烈的、复杂的游戏活动,更不要远离教室。否则,又让大脑处于紧张的精神状态和疲劳的体力付出中,不利于精力和体力的恢复,会影响下一节课的正常学习。而且,剧烈活动还会降低上一节课的学习质量。低年级学生可以玩一些传统的游戏,如丢手绢、老鹰捉小鸡、捉迷藏、丢沙包等等,而高年级学生可以创造一些有意义的游戏,如词语接龙、讲笑话、绕口令等等,这样能放松心情,解除疲劳。

4. 课间十分钟,安全记心中

如何放松、安全地度过课间十分钟呢?虽然课间十分钟比较短暂,但适量参加放松、安全的活动将有助于放松和调节大脑,避免"事故"的发生。活动中,我们需做到动静结合,开展各种需时短、样式多、方便宜行的活动,才能真正享受到紧张之后的轻松的课间十分钟休息。因此,不准追逐打闹;不准攀爬骑乘窗台、栏杆、高台、围墙、树木等有可能造成伤害的地方;同学们之间不准开恶意玩笑和做危险游戏。

【小链接】

学生嬉戏致伤

2008 年 4 月 13 日,某学校的下课休息时间,学生李某和王某在一起玩斗拐的游戏：一条腿盘在另一条腿上相互撞击。李某因力气偏小斗不过王某，就用手将王某推倒，致使王某右大腿骨折。王某出院后，经法医鉴定为9级伤残。这起事故给我们启示：课间游戏一定要注意安全，防止打闹，避免矛盾。

五、合理休息消除疲劳

我们的疲惫主要来自对现有的一成不变的学习生活的厌倦。所以最好的休息项目就是那些让我们重新找到生活和工作热情的活动。自古以来，人们的休息方式多种多样，也创造出了无数消遣也就是"换脑筋"的形式，以满足精神生命的"休息"需要。譬如说看书看累了，到户外散散步，呼吸点新鲜空气，就会觉得轻松愉悦；久处街头闹市，人吵车鸣扰攘喧嚣，若能到偏僻的乡村去走走，定会觉得十分舒服惬意；睡觉睡久了，头昏脑涨之际出去干点体力劳动，也是一种良好的休息。

有句名言说得好："不会休息就不会学习。"所谓的"会休息"与"会学习"，是指正确地把握学习与休息之间的"度"，及时地改变自己的行为，做到学习、休息两不误。

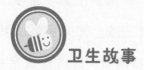 卫生故事

　　我叫童童,今年 15 岁,现在是初三学生。最近我老感觉自己的精力不是很充足,每次要坐下来学习的时候,总是集中不了精神,学一会儿就感到腰酸背痛,眼球发疼,根本没有办法再继续学习。上课时,我常常无法集中注意力,总是不由自主地打瞌睡。同时,我发现自己性情上也有变化,开始变得思维迟钝、情绪烦躁、易怒忧郁,对学习厌倦,学习成绩也大幅度下降。记得以前我学习非常勤奋,成绩也很好。现在马上临近中考了,学习压力更大了,学习也更加努力,有时候复习到凌晨一两点钟才睡觉,而且第二天又得一大早起床。现在我越来越感到自己精力不足,很容易疲劳。我真的快支撑不住了。

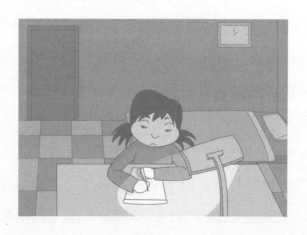

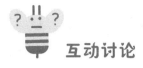

互动讨论

（1）是什么让童童如此的疲惫不堪？

（2）童童的这种状态，父母应该如何帮她缓解？

我们的应对

我们生活中的疲劳分两种：一种是生理疲劳，一种是心理疲劳。一般而言，长时间从事体力劳动后的疲劳，主要是生理疲劳。这种疲劳只要安静休息即可解除。长时间从事脑力劳动后产生的疲劳，主要是心理疲劳。这种疲劳消耗的不仅是人的体力，还有人的心理能量，使人感到头昏脑涨、注意涣散、记忆减退、思维呆滞。学生在学习之后产生的疲劳主要是心理疲劳。造成心理疲劳的原因：一是长时间学习，大脑未得到充分休息而产生保护性抑制；二是学习压力过重，造成学生在学习过程中的过分紧张和焦虑。

人的精神状态，一般在上午 8 时，下午 2 时和晚上 8 时最佳，最佳状态持续 2 小时左右各有一次回落。如能利用这种起落变化,科学安排作息时间,是建立有规律的生活节奏的好办法,也能最大限度地发挥智慧和潜能,既能保持大脑良好的活动状态,又能增进健康。但是,不管多忙,任务多重,给自己留出一定"喘息时间"是非常重要的。比如,阅读、写作 1 小时后,最好休息片刻。连续写作、阅读时间再长也不要超过 2 小时,否则,不仅工作效率不高,而且非常容易产生疲劳。此外,做实验、开会、作报告也最好中间安排一下休息,如在室外活动活动再继续进行,这看起来占用了一定时间,但从总体来看是值得的。

各个击破

1. 科学膳食

疲劳的一个重要原因是能源物的耗竭。因此,补充必要的营养物质是非常必要的。经常感到疲倦的人多数血液中缺铁。胡萝卜和甜菜一类的蔬菜不仅富含铁,而且其中的铁容易被身体吸收。不能经常晒太阳的青少年可以多吃蘑菇,吃 200 克蘑菇对身体产生的影响等于晒两天太阳,因为蘑菇富含维生素 D,经常食用可起到消除疲倦的作用。另外,在喝热牛奶时可放入一块薄荷糖,有助于血液循环。由于牛奶富含的钙质有益于神经系统的生理作用,喝一杯加了薄荷糖的热牛奶能使人顿时精神振奋、精力集中。

2. 沐浴

沐浴使皮肤保持清洁,能改善全身血液循环,加速体内代谢物的排泄和促进疲劳的消除。40℃的温水浴对消除疲劳最理想,入浴时间以 20 分钟前后为宜。

3. 按摩

以双手交叉按摩法效果最明显。按摩能促使疲劳消除的机理在于,通过按揉手法,使皮肤和肌肉的血液、淋巴循环加强,穴位刺激还能对神经起作用。手掌的经络得到刺激,疲倦得到消除,精神振奋,精力就能集中地投入学习。但应该注意的是按摩时间应限制在 30 分钟左右,不能过长和手法过重。

4. 音乐欣赏

音乐的奇特效应是令人难以估量的。对于不同年龄阶段、不同生理特质的人群都会有一定的积极作用。如未成熟的胎儿,音乐是一种良好的胎教;对精神错乱的一些精神病人,音乐可以缓解他们的躁动;对疲劳过度的人,音乐可使他们全身松弛下来。特别是低间域的音乐,能使脑的供血充足、精神放松以及胃肠的消化吸收功能提高,因而也是一种消除疲劳的有效手段。

六、良好的睡眠为大脑蓄能

睡眠是人类生活中必不可少的内容。其重要性恰如世界卫生组织的一份报告中所言,"睡眠和空气、食物、水一样,是人类生活的必需品。"我们的睡眠使身体的各个器官都得到休息,睡眠中人的血压、呼吸都下降。休息是人的生命状态中不可缺少的,如果各个器官得不到很好的休息,人就容易生病。睡眠有促进青少年生长发育的作用。青少年每夜至少要睡 8~10 个小时。2001 年,国际精神卫生和神经科学基金会主办的"全球睡眠和健康计划"发起了一项全球性的活动,将每年 3 月 21 日定为"世界睡眠日"。2003 年中国睡眠研究会把"世界睡眠日"正式引入中国。

中国青少年研究中心少年儿童研究所 2010 年的一项调查显示:在学习日,中小学生平均睡眠 7 小时 37 分钟,比国家规定最低时间少了 1 小时 23 分钟;而在周末,中小学生平均睡眠 7 小时 49 分钟,比国家规定最低时间少 1 小时 11 分钟。

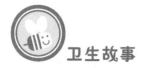

卫生故事

雷鸣鸣家住重庆市沙坪坝区,在市里最好的中学上初中。虽然学校离家不远,但因为上午7:40之前就得到校,她6:15就起来了。刷牙洗脸加上吃早饭的时间,7点钟刚过,正好走出家门。

下午5点多,雷鸣鸣放学回家。虽然经过一天的学校生活已经有点头晕脑涨了,他还是提起精神来,应付各科老师布置的作业。语文摘抄、数学习题、英语单词……除去属于"应试教育"需要的课程,像心理课、地理课、学校社团等"素质教育"科目布置的任务也是一项不小的负担。

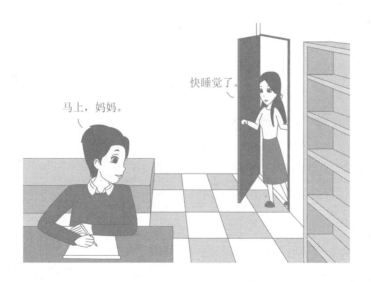

晚上 10 点整,雷鸣鸣还趴在桌前,妈妈又像往常一样开始催她睡觉,"睡太晚了对身体发育不好,"妈妈说,"可我还有一堆事没弄完呢!"雷鸣鸣手里有作业没完成,愈发有些急。后来妈妈等不了,自己先睡了。晚上 11 点半,雷鸣鸣才爬上床。

第二天是周六,但他仍要延续周一至周五的时间表,因为学校要给"尖子班"的学生们补课,另外社团的活动也安排在了周末。算下来,一天 9 个小时的时间根本不能保证。只有周日早晨才能睡到自然醒。

本来雷鸣鸣还有一个奥数班,但平时睡眠时间太少,奥数班也就三天打鱼两天晒网了。上个月圣诞节,表姐从国外回来度假,但鸣鸣只和她吃了一顿饭。妈妈说,鸣鸣原本属于不太爱睡觉的孩子,可最近听他嘟囔了一句,"原来睡觉也是很美好的事啊!"

 互动讨论

(1)睡眠不足会有哪些严重的危害?

(2)对于鸣鸣而言,应该如何提高睡眠的质量?

我们的应对

1. 睡眠不足的危害

"儿童一天的生长激素 75% 都是在夜里深睡期时分泌，孩子睡不好觉，就长不高。睡眠不好，还会影响儿童智力、认知方面的发育。"睡眠不足对儿童的生长尤其是体重增加有密切关系。"一般以为多睡觉会发胖，但调查显示，小学生每天睡眠不到 9 小时，发生肥胖的概率要比睡得足的孩子高出 4 倍。"如果低年级时睡眠不足，高年级时容易出现青春期肥胖和超重。

缺乏睡眠还容易损伤认知功能，造成学习效率低下。与成年人相比，青少年对于睡眠缺乏的反应较为迟钝——不会觉得困，但事实上其认知功能已经受损。缺少睡眠的青少年虽然可以回答难题，却记不住简单的单词。同时，睡眠缺失对青少年的学习记忆可能造成不可逆性的损害。睡眠不足的青少年在听说、阅读、写作、数学、逻辑以及总成绩方面，皆不如睡眠时间较长的青少年。

2. 适合中小学生每天的睡眠时间

早在 1951 年政务院就颁布了《关于改善各级学校学生

健康的决定》,以警示青少年睡眠不足的危害,规定学生每日睡眠时间为"高等学校学生 8 小时,中等学校学生 9 小时,小学生 10 小时。夏季酌量增加午睡时间"。

每个人所需要的睡眠时间就和人的饭量一样,是不同的。在人的一生中的不同阶段,对睡眠需要时间也不同。1~3 岁需要量约为 12~13 小时;3~6 岁需要量约为 12 小时;小学生需要 10 小时。除了睡眠时间外,睡眠的质量对学生生长发育也有着不可估量的影响。所以,提高睡眠质量,也是缩短睡眠时间的第一秘方。

各个击破

1. 营造一个合适的环境

一个清静的卧室,舒适的寝具和通风的环境是保证睡眠质量的外在条件。因为新鲜的空气比什么都重要,无论室外的温度高低,睡觉之前都应该开窗换气。

2. 尽可能保证睡眠时间

睡眠是机体进行生活、工作、运动的支柱和动力。生活的节奏是极其符合大自然的昼夜规律的,即日出而作日落而寝,这种作息规律使身体的各功能协调运转。

3. 要有正确的睡眠姿势

一般情况下,人们的睡眠姿势大体可以分为仰卧、俯卧、侧卧三种。其中,右侧卧的姿势是比较科学的。专家指出,侧卧时,脊柱多向前弯成 S 型,四肢容易放在舒适的位置上,可以使全身肌肉得到放松。同时,右侧卧位不会压迫心脏,而且不会影响胃肠蠕动。当然,无论在睡眠过程中是采取左侧卧位还是右侧卧位都不是彻夜不变的。因为人在睡眠过程中会常常翻身,长时间维持一种睡眠姿势,会使一部分肌肉松弛的同时,使其他一些肌肉处于相对紧张状态,因长时间受压而血运不畅,神经缺氧、缺血产生麻木。因此,睡眠中翻身是人体的一种自我保护。

4. 养成良好的睡眠习惯

无论是每晚的睡眠还是白天的小睡都要尽量保持在同一个时间上床和起床,节假日也不例外,即要顺应生物钟。如果我们每天准时起床,定时去迎接每天早晨的阳光,那么你的生物钟就会准时运转,研究表明,这是提高睡眠质量的关键要素之一。

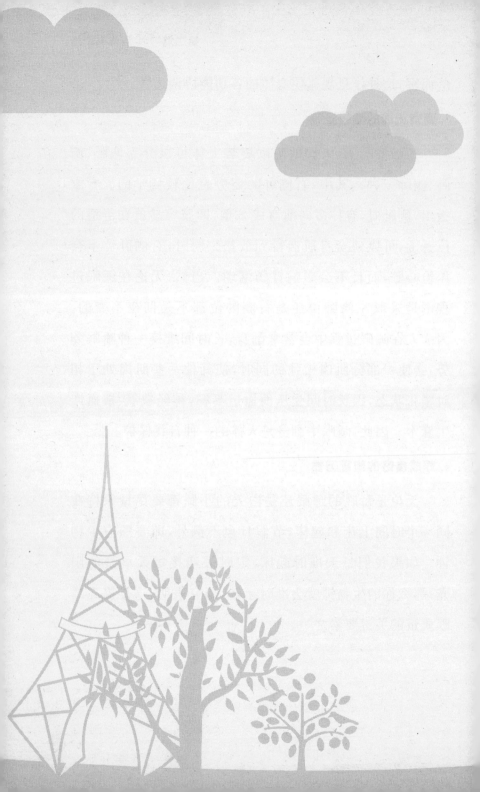

第三篇 学习心理卫生知识

　　学生学习成绩除了受智力因素和努力程度的影响之外,还会受到学习动机、兴趣、注意力等心理因素的影响。良好的学习动机可以使个体的学习行为朝向目标并为之坚持和努力。亚历山大·埃弗雷说:"如果你每天花 15 分钟(每天时间的 1％)集中注意力,这将会对一天中其余的 99％ 的时间产生深远的影响。"考试焦虑在中学生的学习生活中是一位"常客",适当的焦虑可以提高注意力和反应速度,而过度的焦虑反而会导致学习效率的降低。中学生早恋是"一朵不结果实的花",不仅影响学习和生活,还会使中学生受到伤害。列宁说:"不会休息的人就不会工作。"很多学生埋头苦读、起早贪黑,结果却事倍功半、成绩平平。那么,如何才能调节好我们的心理,取得事半功倍的效果呢?

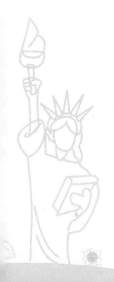

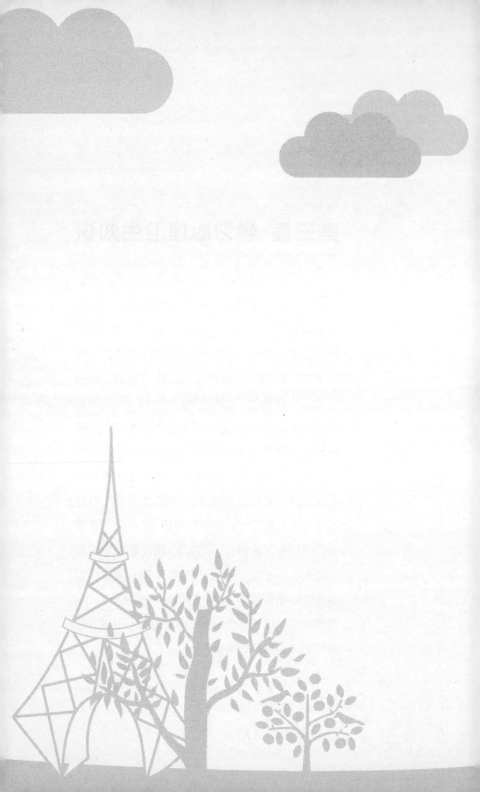

第三章 ● 多元函数微积分

一、为什么要学习？——良好的学习动机

在课堂上能不能积极主动地回答问题？能不能按时交作业？能不能跟上老师的教学和辅导进度？能不能主动选择具有挑战性的学习任务？学习时是否感觉快乐？在没有奖励时，能不能努力、认真地学习？上述问题都是对学习动机的一个反映。学习动机对我们的学习有什么帮助呢？良好的学习动机能够推动学生学习的积极性，使潜在的学习欲望转化为认真、主动、顽强和持久的学习行为；良好的学习动机决定了个体在学习中所投入的热情、努力，学习动机越强，个体的学习热情越高、学习越努力；良好的学习动机能够促使个体坚持学习并能克服某些困难的学习任务；良好的学习动机能够促进学习行为的改善，提高个体的学习能力。

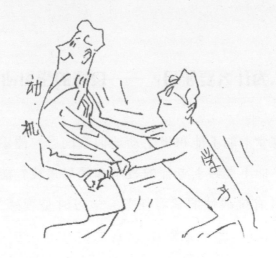

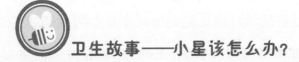

卫生故事——小星该怎么办？

小星在小学时是个学习成绩优秀、遵纪守法的好学生，毕业时以优异的成绩考上当地的重点中学。但上了初中以后她的学习成绩下滑，特别是到初三后学习压力很大，学习任务重。小星感到学习很辛苦，没有学习热情。虽然一天从早到晚在看书，但成绩平平，没什么进步。小星的爸爸妈妈都是重点大学毕业的，对小星的期望很高，经常说她考上重点高中后带她出国旅行，给她买礼物等等。

渐渐地，小星对爸爸妈妈的话很反感，一听到他们说好好学习等词句心里就不舒服，上课时无精打采，看书也总是打瞌睡，考试前也不想复习，有时候甚至会产生不想上学的念头。

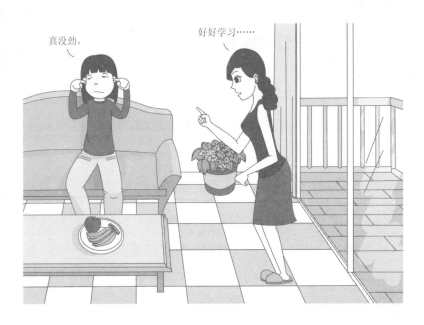

 **互动讨论**

（1）为什么上初中后我的学习成绩下降了？

（2）为什么只有学习好才能出去玩，才能有礼物？

（3）为什么要学习，学习是为了什么？

我们的应对

学习动机是激发学生进行学习活动、持续已经开始的学习活动的一种内在过程或内部心理状态。学习动机水平在不同的年龄是不相同的：小学生的学习动机大多是为了得到老师、父母的表扬或者是奖励；而中学生的学习动机具有复杂性和相对自主性，可能是为了同学的羡慕或是自己的前途。在学习上讲条件、进行过多的奖励诱惑，容易导致学习动机的缺乏，一旦遇到困难或挫折时就不能勇敢地面对困难，易产生胆怯、逃避的心理。"考考考，老师的法宝；分分分，学生的命根。"这句话反映了在现实教育中，我们过分关注学习分数，使得很多的青少年出现近视、学习紧张、考试焦虑、逃学等身心疾病和不良行为。这就要求我们建议老师不能只做"衣食老师"，不能只在意我们的考试分数而忽略身心健康，我们要请老师给予一些必要的心理疏导，帮助我们减轻压力；父母不能只做"衣食父母"，不能总以奖赏为条件要求我们考高分、考好学校，父母应该要学会倾听，了解我们的内心世界和需求，帮助我们培养坚强的毅力和克服困难的勇气；而我们自己不能只做"学习机器",不能老师让怎么学就怎么学,父母让学什么就学什么。我们应该学会沟通,有问题时向老师、家长倾诉自己的想法。遇到不能解决的心理问题时要有向心理医生求助的意识。

各个击破

1.培养兴趣

通过培养学习兴趣,可以激发学习动机。兴趣是最好的老师,它能调动我们的好奇心,促使我们喜爱从事某项活动或者学习。而成长中青少年的兴趣很容易动摇,当存在干扰因素时就会发生转移。所以我们要培养在学习中发现的兴趣,体会学习中的乐趣。

2.树立价值观

价值观影响着我们的情绪、决策和行为,决定着我们以什么样的心态去完成我们的学习和工作。价值观和学习动机相辅相成,价值观越积极,学习动机越强。同时,树立价值观能让我们更了解自己,知道自己想要达到的目标,就会知道"学习是为了什么,为什么要学习"。

3. 恰当的目标设计

学习目标是基础，只有树立明确的学习目标，才能产生强烈的学习动机。学习是一个不断克服困难，积累新知识的过程。每个人的学习能力和智力结构导致在学习上达到的程度也不同，应根据自身发展情况设定不同层次的学习目标，努力后就都能体会到成功的喜悦。

4. 他人的期待

教师、父母等对我们的期待有助于提高我们的学习动机，表扬和奖励比批评和责骂更能有效地激发学习动机，提高学习热情。当我们获得成功时，老师和家长不要吝啬适时的表扬。但过多的表扬可能会产生消极作用，破坏我们的学习动机，让我们产生为了奖励和表扬去学习的心理。

小游戏

动动手，动动笔，测一测你是否有良好的学习动机。（偶数号的题目，选择"是"记 1 分，选择"否"记 0 分；奇数号的题目，选择"否"记 1 分，选择"是"记 0 分。）

学习动机量表

请你对以下每种情况与自己符合与否作一个判断：

1. 上课老师提问时，我喜欢听同学回答问题和老师的总结。　　　　　　　　　　　　　　　　　（　　）

2. 我的学习成绩比别人差，就会感到难过。　（　　）

3. 做功课和接待朋友这两件事，我更喜欢后者。（　　）

4. 每天晚上和星期天的学习时间，我都安排得井井有条。　　　　　　　　　　　　　　　　　　（　　）

5. 我觉得学习真是一件苦差事。　　　　　（　　）

6. 作业中遇上难题，我喜欢自己动脑筋思考去解决。

　　　　　　　　　　　　　　　　　　（　　）

7. 我很少预习也照样听课。　　　　　　　（　　）

8. 假期里我也是每天学习，从不赶作业。　（　　）

9. 不感兴趣的课程，我就不愿花很大的精力去学。

　　　　　　　　　　　　　　　　　　（　　）

10. 我喜欢和别人讨论学习中的问题。　　　（　　）

11. 我听课时老爱走神，总是领会不到老师讲的内容和讲课的意图。　　　　　　　　　　　　　（　　）

12. 我非常在意学习成绩。　　　　　　　　（　　）

13. 我在考试前"临阵磨枪"，效果往往挺好的。（　　）

14. 即使是我特别想看的电视节目,在没做完功课前也不看。　　　　　　　　　　　　　　　（　）

15. 老师留的选做题太难了,我一般都不做。　（　）

16. 就是想多学一点知识,考试不考试无关紧要。

（　）

17. 我在学习上有忽冷忽热的毛病。　　　　　（　）

18. 我喜欢习题的多种解法。　　　　　　　　（　）

19. 上课没听明白的问题,我也不愿意询问老师或同学。　　　　　　　　　　　　　　　　　　（　）

20. 我不埋怨老师讲得好不好,主要靠自己努力。

（　）

21. 我喜欢解答能从教材中找到答案的问题。　（　）

22. 偶尔一次考不好,我不气馁,总会赶上去的。（　）

23. 我在学习时,有点噪音就学不下去了。　　（　）

24. 不管老师布置不布置作业,我都有自己的学习内容。　　　　　　　　　　　　　　　　　　（　）

25. 现在学习的东西,将来用不上,不是白学了吗?

（　）

26. 平时有个小病小灾的,我从不耽误学习。　（　）

27. 每次发下试卷,只要听明白老师的试卷分析就不再改正自己试卷中的错误。　　　　　　　　（　）

28. 当天的功课当天完成,我从不拖拉。　　　　（　　）

29. 我不喜欢看课外参考书。　　　　　　　　　（　　）

30. 有问题时非弄个水落石出不可。　　　　　　（　　）

31. 每天课后写完作业,我就觉得踏实了。　　　（　　）

32. 每次考试后,分析自己的试卷,找到知识中的缺陷。　　　　　　　　　　　　　　　　　　　　（　　）

你的学习动机如何？将你记下的分数相加,分数越高学习动机越强,15 分以下时表明学习动机较弱。

二、高效率地学习——集中注意力

影响智力的五个基本因素是注意力、记忆力、自察力、想象力和思维力,而注意力是基础。注意力下降的表现主要有:好动、无精打采、马虎、做事易出错、一心多用、学习效率低。引起注意力不集中的原因主要有:(1)生理因素,年龄较小的孩子大脑发育不完善,神经系统兴奋和抑制过程发展不平衡,故而自制能力差,这是正常现象,只要教养得法,随着年龄的增长,绝大多数孩子能做到注意力集中。(2)环境因素,许多糖果、含咖啡因的饮料或掺有人工色素、添加剂、防腐剂的食物,会刺激孩子的情绪,影响专心度。此外,孩子的学习环境混乱、嘈杂、干扰过多也会影响注意力。(3)心理因素:焦虑、压力过大、烦恼等也会导致注意力不集中。

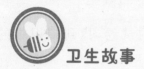

卫生故事

　　小王今年16岁,是高一的新生,他学习了一学期后觉得很不适应新学校和新老师的教学方法。初中时学习成绩名列前茅的小王在期末考试中只达到了班上中等水平,新学期一开始,他就下定决心要努力学习,期末考进前五名。这时候小王烦恼来了,他发现自己越是想努力学习,越是没法集中注意力,很容易被小事情干扰;越是想好好学习,越是想踢足球;只要听到同学讲话,就会心不在焉,无法集中精神;上课时也不能专心听讲,老师讲的很多内容装不进脑子里,还经常不自觉地发呆。慢慢地,他感到自己复习时记不住知识,很多东西都想不明白了,小王甚至怀疑自己变笨了。

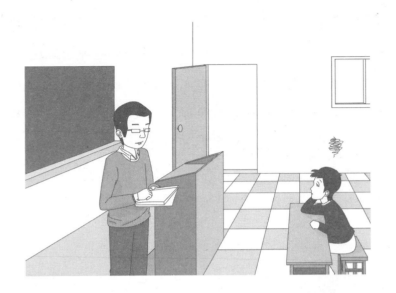

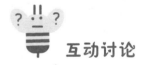

互动讨论

(1)学习时我为什么不能集中注意力?

(2)学习时怎样才能提高注意力,提高学习效率?

我们的应对

　　在学习过程中注意力是心灵的门户,法国生物学家乔治·居维叶说过:"天才,首先是注意力。"一旦注意力涣散或无法集中,很多知识都接受不了。高中生的学习负担比较重,老师和家长的期望、施压等都会造成心理压力过大、高度的紧张,从而导致注意力无法集中;睡眠不好、休息不充分,也可能会导致注意力涣散。一段时间的注意力不集中在学生中是很普遍的现象,可以通过调整作息时间、合理饮食、自我减压、放松训练等途径重新获得集中注意力的能力。

各个击破

1.提高注意力的生活方式

养成不偏食的饮食习惯。科学研究发现,体内热量过多,会抑制大脑中神经介质传递的活动,影响人的正常思维。一些学生偏食,喜欢吃肉类、糖类,不吃蔬菜、水果,这会在体内堆积大量的热量,学习时经常会发呆、提不起精神。

要养成良好的睡眠习惯。很多学生晚上贪黑熬夜,不能按时睡觉,睡眠缺乏是上课注意力不集中的主要因素之一。应该按时睡觉,保证睡眠,才能在白天的学习中集中注意力、提高学习效率。

2.提高注意力的训练方法

锻炼意志法:规定自己在一定时间内完成一定的学习任务,开始时时间比较短,并选择自己感兴趣、难度较低的学习任务。完成一个任务后过渡到在较长时间内完成自己没有多大兴趣的学习任务,每完成一个任务时给自己适当的奖励。

抗干扰训练法:毛泽东在年轻的时候为了训练自己注意力集中的能力,到城门、大街上读书,就是为了训练自己的抗干扰能力。我们可以采用在有电台广播声、外界嘈杂声等的环境中学习的方法来训练抗干扰的能力,噪声的音量、持续时间、训练次数及学习内容应遵循从小到大、从短到长、从易到难的原则。

三、发挥真实水平——考试焦虑与怯场

考试是学生学习中很重要的一个环节,每个人对考试的态度和感受都不尽相同。考试焦虑是常见的学习心理问题,是面对考试时引起的不安、忧虑、紧张甚至恐惧的情绪状态。和一般的焦虑不同,考试焦虑主要由考试引起;持续的时间较短,一般随考试时间的长短而变化;只是考试情境下的状态反应,而不是稳定的人格特征。多数人在面临重要考试时都会产生一定程度的考试焦虑。适度的考试焦虑是会对个体产生一定的激励作用,使其较好发挥自己的水平。但过度的考试焦虑会降低学习效率、分散和阻断注意力、干扰回忆过程、影响思维过程。过度的考试焦虑还会危害我们的身体健康,导致神经衰弱、胃肠道功能紊乱、降低对疾病的抵抗力等。因此,在学习中,要以平常心看待考试,不要对考试成绩有不切实际的期望。

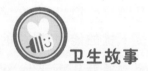

卫生故事

齐齐是一名乐观、开朗的高三学生,学习刻苦努力,考试成绩在班里名列前茅。但在学校最近组织的两次统考中齐齐都没有考好,上一次因为生病没有复习好,考不好可以理解,但这次考试前他认真复习功课,有时甚至熬夜看书,经常对自己说一定要考好,证明自己的实力,不能让别人看不起自己。没想到考试那段时间吃不下饭,晚上还经常睡不着觉,感觉很累,考试时却特别紧张,很多平时复习过的知识都想不起来。爸爸妈妈认为他学习退步了,每天让他努力看书。老师找他谈话,问他为什么这次考得不好。马上面临下一次统考,齐齐更加紧张了,担心自己考不好,一想到考试就觉得害怕,预感自己肯定考不好,甚至还有了不想考试的念头。

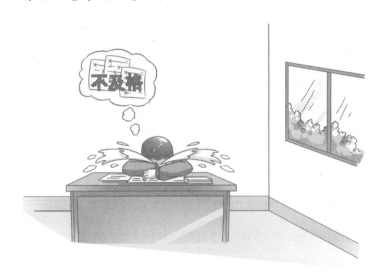

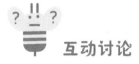

互动讨论

(1)为什么会害怕考试?

(2)怎样才能避免考试紧张?

我们的应对

考试焦虑的程度与遗传因素有关,有些人的神经系统属于弱型,极易对环境刺激产生紧张反应,这种类型的个体容易产生高强度的考试焦虑。学生自身所具备的知识水平也和考试焦虑的程度有关,如果考前准备较为充分,便会平静地对待考试,在考试中也会镇定地答题,而不会产生焦虑情绪。相反,若考试前准备不足,考生便容易产生焦虑感。环境因素对考试焦虑的影响起了不可忽略的作用。家庭中父母对子女的期望过度,学校过于重视分数,片面追求升学率,以及社会对落榜学生或考试成绩低的学生的偏见等都会引起严重的考试焦虑。要消除不必要的考试焦虑,关键在于要有对考试的正确认识,不要过分夸大考试的重要性。考试是对我们学习能力和知识掌握程度检测的一种形式,是学习的过程而不是目的。不同学生的知识水平和智力结构不同,不是只有"100 分""第一名"才是好成绩,只要考出自己的真实水平就是好成绩,只要自己每一次考试都有进步就是好成绩。

各个击破

1. 认真复习、充分备考

学生的知识水平是影响考试焦虑的重要因素之一。

要降低考试焦虑,首先要认真复习功课,掌握要考试的内容,在考场上才不会因不会做题而惊慌,引起焦虑。考试没有捷径可走,唯一可行的方法是认真复习功课为考试作好充分的准备。

2. 培养自信心

很多学生产生焦虑的原因不是没有复习好而是自信心不足,对自己能力的评估低于自己的实际水平。要学会对自己树立起信心,相信以自己的知识水平能够在考试中取得满意的成绩。可以运用积极的自我暗示来培养自己的自信心,比如告诉自己"我有实力,我能行",相信"天生我材必有用"。考试前走路抬头挺胸,步伐坚定有力,速度比平时要快一些,这也是一种增强自信心的有效方法。值得注意的是,自信心要建立在充分复习的基础上,功课没有复习好而建立的盲目自信,不但不能有效地消除考试焦虑,反而会使学生在失败后陷入更大的失望与焦虑之中。

3. 态度放松法

态度的放松有助于减轻压力,缓解严重的考试焦虑。过多的担心和紧张都会影响考试时真实水平的发挥,考试时应扔掉家人、老师施加的压力,坚持自己的主张顺其自然,做到问心无愧就行。不妨对自己说"没什么大不了的""只不过是一次不能看书的家庭作业而已""船到桥头自然直"等等。

4.情绪宣泄法

情绪宣泄是缓解压力、消除紧张的好方法，坏情绪的不断积压会引起考试焦虑，比如升学压力、考试成绩不理想、家长的施压等都可能使心情变坏。针对这种情况，可采用以下方法减轻考试焦虑：和亲人朋友聊天，倾诉自己的烦恼；如果内心憋得难受，又无法倾诉，可以找一个没有人的地方，放声大哭或大笑，以宣泄自己内心的情绪；也可以通过写日记或书信的方式，释放自己的苦恼。

测一测

你是否有考试焦虑？你的考试焦虑严重吗？

请根据自己的实际情况回答以下问题，1～31题选"是"记1分，选"否"记0分；32～37题选"是"记0分，选"否"记1分。

1.当一次重大考试就要来临时，我总是在想别人比我聪明得多。　　　　　　　　　　　　　　　　　（　）

2.如果我将要做一次智能测试，在做之前我会非常焦虑。　　　　　　　　　　　　　　　　　　　　（　）

3. 参加重大考试时,我会出很多汗。　　　　（　）

4. 考试期间,我发现自己总是在想一些和考试内容无关的事。　　　　　　　　　　　　　　　　（　）

5. 当一次突然袭击式的考试来到时,我感到很害怕。

（　）

6. 考试期间我经常想到会失败。　　　　　　（　）

7. 重大考试后,我经常感到紧张,以致胃不舒服。

（　）

8. 我对智能考试和期末考试之类的事总感到害怕。

（　）

9. 在一次考试中取得好成绩似乎并不能增加我在第二次考试中的信心。　　　　　　　　　　　　（　）

10. 在重大考试期间,我有时感到心跳很快。　（　）

11. 考试完毕后我总是觉得可以做得更好。　　（　）

12. 考试完毕后我总是感到很抑郁。　　　　　（　）

13. 每次期末考试之前,我总有一种紧张不安的感觉。

（　）

14. 考试期间,我经常很紧张,以致本来知道的东西也忘了。　　　　　　　　　　　　　　　　　（　）

15. 复习重要的考试对我来说似乎是一个很大的挑战。　　　　　　　　　　　　　　　　　　　（　）

16. 对某一门考试,我越努力复习越感到困惑。 （ ）

17. 某门考试一结束,我试图停止有关担忧,但做不到。 （ ）

18. 考试期间,我有时会想我是否能完成学业。 （ ）

19. 我宁愿写一篇文章,而不是参加一次考试,作为某门课程的成绩。 （ ）

20. 我真希望考试不要那么烦人。 （ ）

21. 我相信,如果我单独参加考试而且没有时间限制的话,我会考得更好。 （ ）

22. 想着我在考试中能得多少的分数影响了我的复习和考试。 （ ）

23. 如果考试能废除的话,我想我能学得更多。 （ ）

24. 我很差劲的想法会干扰我在考试中的表现。 （ ）

25. 尽管我对某门考试复习很好,但我仍然感到焦虑。 （ ）

26. 在重大考试之前,我吃不香。 （ ）

27. 在重大考试前,我发现我的手臂会颤抖。 （ ）

28. 我觉得校方应该认识到有些同学对考试较为焦虑,而这会影响我们的考试成绩。 （ ）

29. 我认为,考试期间似乎不应该将气氛搞得那么紧张。 （ ）

30.一接触到发下的试卷,我就觉得很不自在。 （ ）

31.我讨厌老师喜欢搞"突然袭击"式考试的课程。

（ ）

32.如果我知道将会有一次智能测试,在此之前我感到很自信、很轻松。 （ ）

33.考试时,我的情绪反应不会干扰我考试。 （ ）

34.对考试抱这样的态度:虽然我现在不懂,但我并不担心。 （ ）

35.我真不明白为什么有些人对考试那么紧张。 （ ）

36.我复习期末考试并不比复习平时考试更卖力。

（ ）

37.在考试前,我很少有"临时抱佛脚"的需要。 （ ）

评分标准

将各题的得分相加,算出总分:得分为 12 分以下的,考试焦虑属较低水平;12～20 分属中等程度,其中 15 分或以上时,测试者可以感受到因要参加考试而带来的相当程度的不适感;而 20 分以上为过度焦虑。过度焦虑时,往往会产生"怯场"现象,严重影响水平的正常发挥,对身心健康不利,应该通过心理咨询或心理治疗,缓解焦虑程度。

（耿进苏.关于团体沙盘游戏技术干预考生考试焦虑效果的研究[D].华东师范大学,2008)

四、积极？消极？——早恋

　　早恋，即发生过早的恋爱行为，指经济上和生活上没有独立的、距离婚姻还有一定时间的男女中学生之间所发生的恋情。早恋就像"潘多拉的盒子"，有一股神秘的力量驱使很多未成年人确立所谓的"恋爱"关系。早恋其实是孩子生理心理发展到一定程度时对异性产生的好感。这是一种正常的生理现象，诗经有云："窈窕淑女，君子好逑。"但当今时代，学生的学习任务繁重，过早地加入到早恋的行列中会严重地危害青少年的身心健康，影响早恋者的学习；随着升学、转学、家长的干预，早恋就像"昙花一现，转瞬即逝"，而早恋对青少年心灵的伤害却可能会持续很长时间；青少年性意识萌发，容易冲动，感情难以自控，严重者会导致一些越轨行为，如婚前性行为、未婚先孕等，后果往往难以弥补，甚至毁了自己的前途。

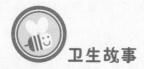

卫生故事

　　小月是一名高二的学生，个子高，长得很清秀。刚上高中时学习成绩很好、性格外向,人际关系也很不错。但最近一段时间常感到寝食不安,学习无兴趣,成绩明显下降,由班级的前几名下滑到现在的二十几名。小月知道自己成绩下滑的原因是自己喜欢上了一个男生,他叫小A,帅气、阳光,学习成绩很好。从小学起一直和小月在一个班,两人关系非常好,无话不谈。但高二文理分班后,小A选择了理科,小月选择了文科。一段时间后小月发现没有小A的日子很煎熬,学习生活枯燥无趣,上课不能静心听讲,心里老是小A的影子。

小月很想向小A表白,但是不知道小A怎么想,害怕遭到他的拒绝。小月也不知道自己到底应该怎么做,感到很苦恼。

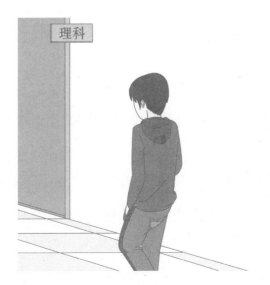
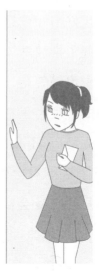

互动讨论

（1）为什么小月会对同窗几年的好友产生这样特别的感情？

（2）应不应该向小 A 表白？

（3）怎样才能摆脱烦恼，专心学习？

我们的应对

由于心理、生理的发育，青少年会因为好奇而对异性产生好感和爱恋的感觉，不少文艺节目和流行歌曲也对早恋起了推波助澜的作用，尤其是热爱文学的学生容易受文学中浪漫气息、美好感觉情节的熏陶而对异性产生恋爱幻想的心理。正在青春期的我们对异性产生好感是正常的人生经历，不必觉得大惊小怪和苦恼。但这个时期的青少年对人生、社会的价值观还比较幼稚，择偶标准也不稳定，过早的恋爱会给我们造成一幕幕的悲剧。中学生精力充沛，思维敏捷，记忆力强，正是学习科学文化知识的最佳时期，这时候谈恋爱，必定要拿出很多的时间来约会、谈话等,因而也就不能专心地学习,错失了立志和求知的大好时机。中学生谈恋爱会局限在两个人的圈子,导致思想变得狭隘,交际能力也得不到锻炼。在短暂的求学时期,理智和聪明的学生不会成为感情的奴隶,过早地卷进恋爱的漩涡。

各个击破

(1)我们要和家长、老师,或者是要好的朋友及时沟通和交流,正确地看待文学作品、唱片、影视作品,知道那是处理过的"艺术照",不能做人生的镜子;对流行歌曲的歌词寓意要保持清醒的头脑;要学会辨别不好和低俗的影视作品、书籍,避免有害的误导。

(2)揭开神秘的面纱。心理学家弗洛伊德说过:"越是禁锢的东西,人们越向往。"我国中小学生的教育对待早恋就"讳疾忌医",很多家长和老师"谈性色变",这反而会增加我们的好奇心。我们应在老师和家长的引导下加强性生理、性心理、性预防和性道德等青春期性知识的学习,大胆地揭开心目中的神秘面纱,为正常的异性交往提供知识、技能,形成抵制色情文化的免疫抗体。

（3）多参加集体活动，尽量不要与异性单独来往。多参加有意义的集体活动，可以陶冶自己的情操，树立远大的理想，获得同学的帮助和友谊，转移注意力。同时也能使你头脑冷静下来，淡化你对异性的情感。

（4）树立远大的奋斗目标。青少年要认识到早恋会阻碍个人的发展，要用理智战胜自己的感情。给自己树立远大的奋斗目标，专心致志地朝着目标奋斗。应该清楚地知道现在是学习新知识的大好时段，若因为早恋而荒废学业，将会给自己留下终身的遗憾。

血的教训

×××，15 岁，是某中学初中三年级的学生，父母离异，长期跟随年迈的爷爷奶奶生活。平时学习不用功，喜欢看小说、电视剧、时尚杂志，还和外校的一个男同学谈起了"恋爱"，老师多次找她谈话都没有效果。寒假期间与同学邀约聚会在外面饮酒后彻夜未归，和"男朋友"偷尝禁果。两个月后因为呕吐到医院看病，经医生诊断后发现她是意外怀孕。检查后决定给她做人流手术，终止妊娠。麻醉后手术进行不到 2 分钟时，×××感觉到疼痛，医生以为麻醉剂量不足，就加大了麻醉剂量。 没过多久，她就出现嘴唇青紫、呼吸停止、抽搐等症状，医生发现异常情况后立即实施了急救措施，但没有得到很好的效果。 ×××一直昏迷不醒，之后转诊了几个很好的医院也没有好转，成了"植物人"。

五、你需要休息了——学习疲劳

学习疲劳是一种因长期课业压力或负荷过重而导致的精神损耗，学习效率逐渐降低并伴有渴望停止学习活动的生理和心理现象。学习时间过长、学习内容难度过大、缺乏兴趣、睡眠时间不足、营养供应不足、学习环境不良等因素都会导致学习疲劳。学习疲劳会干扰大脑的血糖供应，血糖是大脑运作的"燃料"，大脑的血糖供应不足就像不吃东西学习，会感到越来越饿，学习越来越困难，产生头晕、眼花、四肢无力、注意力不集中等不适症状；学习疲劳是学习进步的大敌，它会阻碍脑细胞的合作、配合，影响大脑的思维，过度的疲劳还会破坏脑细胞，引起脑细胞的衰退和死亡；此外，学习疲劳会使记忆力降低，影响学习效率。

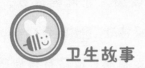 卫生故事

　　小天是初一的学生,父亲是机关干部,母亲为银行职员。小学时小天学习刻苦、遵守纪律、成绩优秀,是老师心目中的"尖子生",是父母疼爱的"掌上明珠"。爸爸妈妈对小天的要求很严格,有时候小天数学考了98分还不满意,认为应该考满分,妈妈还安排小天在少年宫学习画画。升入初中以后,学习课程繁重,期末考试后小天感到很累,想着终于到了假期可以好好休息一下。可她的父母却认为中学是小天学习知识的好时光,假期还没开始时,妈妈就给她报了两个补习班和一个特长班,闲暇时还监督她练习画画。小天上午要补习英语,下午要补习奥数,晚上还要学习钢琴。新学期开始后小天经常感到疲惫不堪,课堂上感觉头脑发胀不舒服,晚上经常睡不着觉,看书时心里烦躁,无法集中注意力,学习效率降低,有时甚至感觉连翻书的力气都没有。

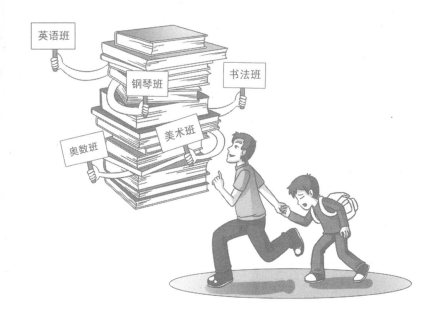

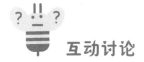 **互动讨论**

（1）我这是怎么了？

（2）能不能让我休息下？

 我们的应对

学习疲劳是对机体的一种保护性抑制，它告诉我们"你需要休息了"。若此时不能得到充分的休息，就会发展为学习过劳。当你有腰酸背痛、肌肉痉挛、眼球发胀发痛、打瞌睡、头晕、失眠、乏力、注意力涣散、思维迟钝、情绪烦躁、易怒、忧郁、学习错误增多、学习效率下降、对学习厌倦等情况时,就可能是学习疲劳了。

各个击破

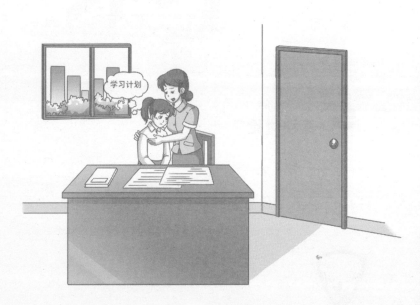

(1)顺应生物钟的节律,合理安排学习计划。我们每天的学习能力不同,周一由于经过了周末的休息,脑细胞有了一定的惰性,学习能力并非最高,可以安排一些内容

较简单的科目;周二到周四的学习能力是一周的高峰,可以安排难度大、内容多的学习任务;周五后学习能力下降,应有充分的休息和睡眠,这样才不会影响下一周的学习。

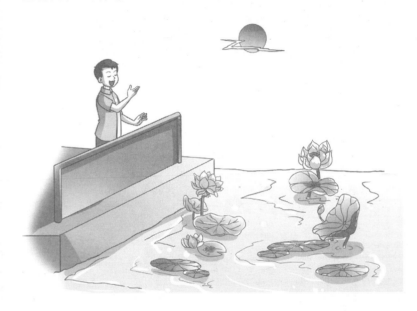

　　(2)学会科学用脑。大脑的左半球主要与抽象的智力活动有关,右半球则主要同形象化思维活动有关。为了克服疲劳,就要使大脑左右两半球交替使用,把数学、语文等需要高度抽象思维的活动与音乐、绘画、文娱体育活动交替进行,以利于克服疲劳,提高学习效率。

（3）劳逸结合,防止疲劳,就要注意休息,保持足够的睡眠。巴甫洛夫称:"睡眠为大脑的救星。"充足的睡眠是缓解疲劳的有效方法。此外,还应参加适量的体育运动,如打球、散步等。脑力劳动和体力劳动交替进行,可以改善血液循环,消除大脑的疲劳,调节大脑机能。

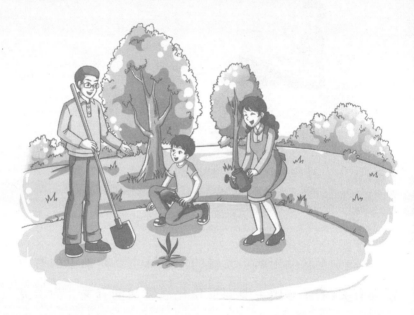

（4）保证充足的营养。均衡的营养可以帮助人体改善身体机能,提高学习效率,缓解学习疲劳。大脑的重量只占人体重量的 2%,消耗的能量却占总能量的 20% 左右。核桃、黑芝麻、瓜子、栗子、花生、豆制品、鸡蛋、鱼肉、羊肉、虾等都是健脑益智的食物。

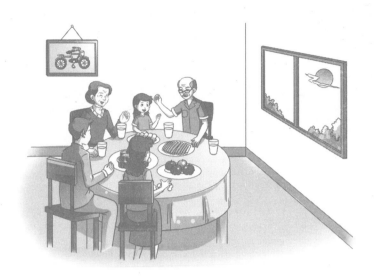

（5）培养自己的学习兴趣。将学习作为一种爱好，学习时就会感到心情愉快，不易产生疲劳。当有严重的疲劳感时要向老师、家长交谈，寻求理解，父母才不至于无节制地向自己施压。

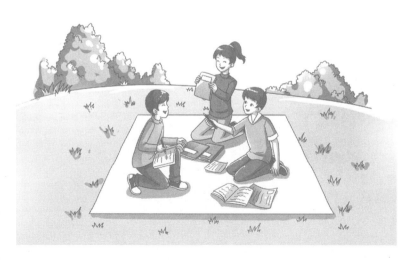

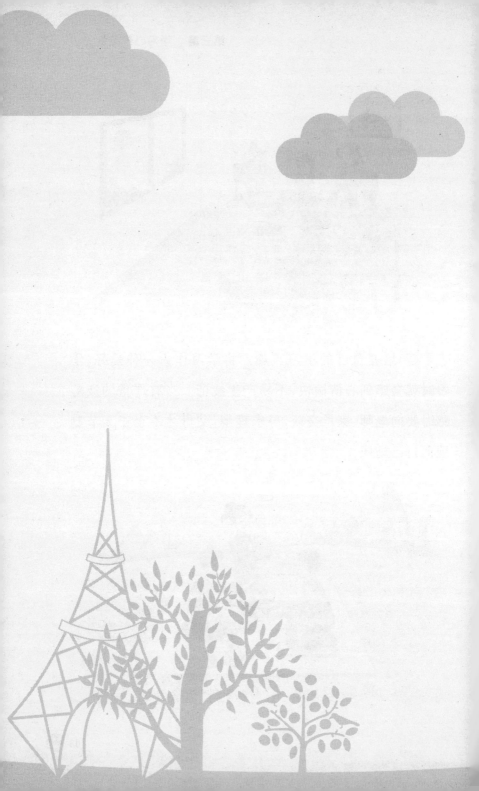

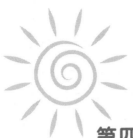

第四篇 学习环境卫生知识

这里有如画的风景,每一个心灵都能在绿色的原野上扬起风帆;这里有如金的希望,每一个生命都能在金色的阳光下尽情绽放。这里是我们青少年成长的"摇篮"——学习环境。儿童少年就像朝阳下的青苹果,需要去汲取阳光的照耀,雨露的滋润,慢慢走向成熟……学习环境在青少年的成长中起着重要的作用,良好的学习环境不仅能促进青少年学习的热情,而且可以为青少年更好地施展才华提供基本条件。

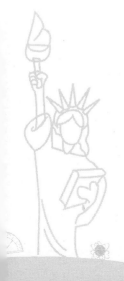

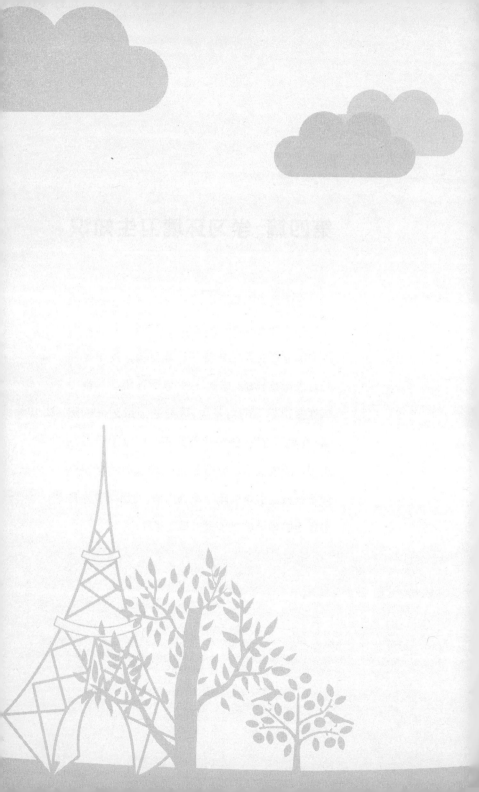

一、让我们的"起步"更高点——书房布置

一个良好的学习环境才能让健康向上的教育理念渗透进青少年的心灵。所以在家庭生活中,我们需要营造良好的学习氛围,才能在轻松、愉快的气氛中学习,在学习中感受知识的魅力,体验成功的喜悦。适宜的家庭学习氛围不仅能提早培养学习的能力,并且能更有利于帮助自己克服厌学等不良的情绪。所以对于青少年来说,一个宁静、良好的学习环境是必要的。下面我们将简单介绍一下如何在家庭中创造一个舒适的学习环境。

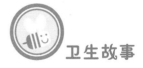 卫生故事

明明家的书房在他房间的隔壁。

为了配合家里的整体设计,书房的布置以深色调为主。明明每次在书房里做作业做不了多久就回自己的房间里写作业。而明明房间里只有一张小桌子,明明在小桌上写作业没写多久就感觉到费力。明明的妈妈不明白为什么明明不喜欢在书房里写作业。明明就说书房的色调

太暗,而且没有什么颜色鲜艳的装饰品点缀让他觉得很压抑,自己在书房里面就像是被困在小屋子里一样。

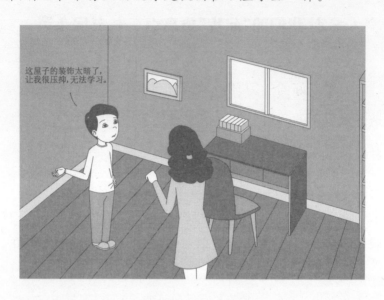

 **互动讨论**

(1)书房的色彩和环境怎么样布置才合理呢?

(2)你觉得书房需要"绿化"吗?

我们的应对

书房布置应首先考虑我们自己的活动范围和使用要求,这样在其中学习能更加舒适。书房主要包括书柜、书架、写字桌和椅子等家具。其次在布置家具时应注意人体的活动尺度,满足使用和活动等方面的要求。

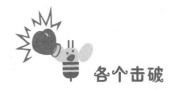

各个击破

书房的家具布置与选择不同于其他家具,它不仅要求合理的高度,而且桌下还应有适当的空间;室内应有足够的贮藏空间和工作空间,并且应有充足的自然光照明,写字台宜放在靠近窗口的部位。书房的家具布置方法较多,归纳起来大致有三种常用的方法:一字形、L 形和 U 形。柜架类的配置,也尽可能围绕着一个固定的工作点,与桌子构成整体,方便拿取书籍。

一字形是将写字桌、书柜与墙面平行布置,这种方法使书房显得十分简洁素雅,充满宁静的学习氛围。

L形一般是将书柜与写字桌排列成直角,更加紧凑,并让光照更为集中。

U形是将书桌布置在中间,以人为中心点,两侧放书柜、书架和小柜等,这种布置体现人性化设计。

书房除了家具外,室内还应该考虑光线、色彩的布置。柔和的光线、淡雅温和的色彩都能提高学习的效率。还应配置局部照明用的书写用灯具,有利于视力的保护。

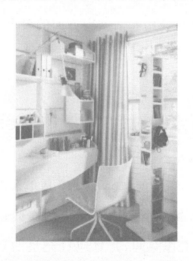

书房的环境布置要舒适,使人在学习过程中能集中精力,减少疲劳,增加兴趣。为此,在书房点缀植物是很理想的选择。在书柜、壁架上放置花瓶或小型盆景;利用书桌旁侧或窗旁角落放置中型观叶植物;书案上放置小型叶美植物或花瓶。这些,都能增加书房的文雅气氛。书房的花瓶可用三四朵淡雅的小花来衬托。花以白色、黄色淡香型为宜,颜色太艳或香味太浓的话,都会扰乱读书的情绪。季节性的茶花、梅花、水仙、兰花等很适合书房的布置。造型奇特的灵芝、典雅的玩石、朴拙无华的干花等更是点缀书房的精品。

二、校园,你的另一个"家"

"池塘边的榕树上,知了在声声地叫着夏天;操场边的秋千上,只有蝴蝶停在上面。黑板上老师的粉笔还在拼命'唧唧喳喳'写个不停。等待着下课,等待着放学,等待游戏的童年。"美好的歌谣唱出,校园是青少年学习生活中最重要的外环境,也是除了家之外,另外一个相处时间最长的"家"。良好的学习环境对于青少年的学习和发展起着至关重要的作用。那么校园环境的好坏对于我们青少年的成长到底起着什么样的作用呢?青少年朋友们,让我们一起来了解一下校园的学习环境要求吧。

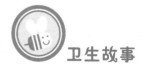

卫生故事

小明是小学6年级的学生,每天都从家里步行去上学。

小明的学校坐落在市区中心。虽然交通方便,但是学校四周都是马路。交通噪音和生活噪音都影响着小明的学习生活。因为学校位于市区,学校的面积并不大,校园的运动场和绿化面积就会相对减少。课间活动小明都不愿意参加,因为操场总是人山人海。每天下午放学后小明第一件事情并不是马上回家,而是去学校旁边的小吃店里买小吃,然后去商场里的游戏厅里玩游戏,再跟同学一起回家。回家后小明也不爱吃饭,随便吃两口就跑去看电视,小明正是开始长身体、专心学习的时候,这些事情让小明的妈妈很苦恼。

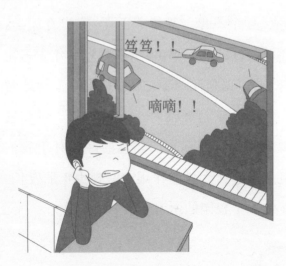

互动讨论

(1)应该怎么选择有利于我们学习的校园校址？

(2)学校的用地：运动场地、绿化用地卫生等规划能帮助我们创造更好的学习环境吗？

(3)怎样的学校总体规划符合卫生要求？

我们的应对

学校应具备良好的外界环境，具有能避免外部噪声干扰的能力。学校应远离污染源，并且也不应与易燃、易爆等危险品仓库相毗邻，不得将校址选在架空高压线影响范围内。学校宜设在文化、科学、教育、体育等场所附近，或邻近公园、公共绿地，这样有利于陶冶学生的情操。学校也宜选在阳光充足、空气流通、排水通畅、给水方便，同时有利于防灾及安全疏散的地段。

各个击破

1.校址的选择

学校应修建在居民居住相对集中的地方,布点均匀,方便学生能就近上学。学校设置一般按人口数和密度规定其服务半径。服务半径根据不同年龄的体力特点和教育的需要而确定,按照小学以就近入学,中学相对集中的原则。城市学校规划校址时,服务半径可按小学生上学走路需 10 分钟左右,中学生需 15～20 分钟计算。中小城镇的上学距离规定为小学不超过 500m,中学不超过 1000m。农村居民居住较为分散,服务半径可适当加大:走读的小学生不超过 1500m,中学生不超过 2500m。学校应具备良好的外环境,避免外部噪音的干扰。主要教学用房的外墙与铁路的距离不应该小于 300m;与城市主干道同侧路边距离不应少于 80m,否则应采取有效的隔音措施,如隔音墙等。

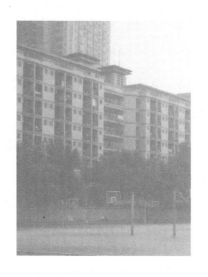

2.**学校用地**

建筑用地包括学校建筑物及其周围通道、食堂、车库用地等。建筑密度表示建筑物基底总面积与建筑用地之比值,可使用建筑容积率(每公顷建筑用地上的总建筑面积)衡量。我国对建筑容积率的规定是:城市小学宜为0.8,中学宜为0.9;农村小学不宜小于0.7,中学不宜小于0.8。

学校运动场地面积应能同时容纳全校学生。有条件者可按其规模设置200m、300m、400m标准的半圆形跑道(包括田径场地及简单体操器械场地)。运动场地的长轴宜南北向布置,场地应为弹性地面,有利于学生进行运动。

绿色用地可以美化校园,给师生带来愉悦的心情。同时也可以改变局部小气候,如降低气温、增加湿度、降低风速等。《中小学建筑设计规范》规定:绿化用地面积中学生每人不应小于 $1m^2$,小学生每人不应小于 $0.5m^2$。校园四周应种植树木,操场上种植草坪,但教学用房采光则不宜种植高大树木,以便改善教室内采光,有利通风。

3. 校园总平面布局卫生

修建校园时要作出合理、可行的总体布局规划,优先考虑功能分区。并按相应要求进行规划。建校时首先要考虑功能分区,并提出符合总平面布局的要求:(1)风雨操场应尽量离开教室用房,靠近室外运动场为宜。(2)教学用房、行政管理用房、学生宿舍、运动场及生活区域应明确分区,布局合理、相互联系且互不干扰。(3)音乐教室、琴房、舞蹈教室应设在不干扰教学用房的位置,如走廊最后一间教室或教学用房楼上。(4)为有效保障学生进出的安全,校门口不宜直接开向机动车流量超过 300 辆/小时的道路,校门口应设置一定的缓冲距离并有 1~2 名保安执勤。(5)教学用房应有良好的通风效果、日照条件并防止噪音干扰能力,要求建筑物间距是南向教室冬至日时底层满窗日照不应小于 2 小时;两排教室长边相对间距不小于 25m;教室长边与运动场地的间距不小于 25m。(6)楼房建筑基地面积约占校地面积的 25%~27%,平房约占 33%,每名学生校园占地面积中学为 11~15m²,小学生为 10~13m²。

(7)城市小学教学用房以两层为宜,不超过3～4层;中学不应超过4～5层;农村学校宜采用平房或两层楼。(8)校园内道路系统应直接、顺畅,紧急时可保证人流的有效、安全疏散。

三、合理的教室布局伴随你健康成长

教室是学生、教师展开教育活动的主要场所,是班级的载体,合理的教室布局不仅能让我们在学习时养成良好的学习卫生习惯,同时也让心情愉悦。只有环境布局合理了,才有良好学习风气的形成,才能静下心来开始文化知识的学习。其重要性不言而喻。那你想要知道什么样的教室布局才算是合理、正确的呢?

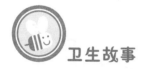

卫生故事

小红是个品学兼优的学生,在班里成绩总是名列前茅。作为班里的"尖子生",小红被老师特意安排坐在第一排,这让小红很是骄傲。但是班里的人数多就造成了教室里座位的排数也相对地增多了,这样小红活动的空间也减小了。并且拥挤的空间让小红有种压迫感。虽然小红坐在第一排看黑板上的板书能看得清楚,但是抬头的时间太长让小红感觉很容易疲劳。久而久之,小红就感觉上课很疲倦,注意力没以前集中了。小红自己也不明白为什么会这样。

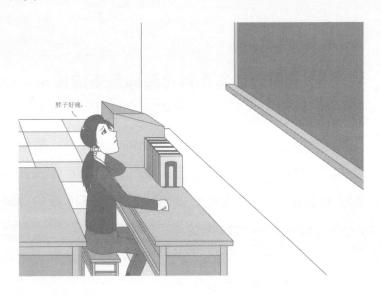

 **互动讨论**

(1)教室黑板的长度、宽度、水平视角和垂直视角是否正确呢?

(2)桌间距离符合卫生要求吗?

(3)课桌与内墙距离应为多少呢?

我们的应对

你知道吗？为了促进我们青少年身心的健康发展,提高学习效率,教室应符合以下的卫生要求：

(1)足够的室内面积；

(2)良好的采光照明和室内微小气候；

(3)防止噪声干扰；

(4)便于学生就座和通行,便于清扫和养成良好的卫生习惯。

为保护青少年的身心健康,促进青少年听觉器官的正常发育,提高大脑工作能力和学习效率,教室、实验室、图书阅览室、教学辅助用房和教师办公室的允许噪声级应小于 50dB,并应防止校内噪声的互相干扰。

各个击破

教室的大小主要由同时在教室里面学习的学生人数决定。课桌卫生标准规定:小、中学生均采用 1.1m 的桌长。每名小、中学生在教室内应占地面积分别为 1.15m²和 1.22m²。教室的进深较为理想的是小学为 6.6m,中学为 7.2m。教室可设置为矩形,长宽之比为 4:3 或 3:2,也可以是方形或其他形状。

教室黑板的长度:小学不宜小于 3.6m,中学不宜小于 4m;黑板宽度中小学均不应小于 1m。黑板下缘与讲台面的垂直距离:小学 0.8～0.9m 为宜,中学 1～1.1m 为宜。讲台面距地面的高度一般为 1.2m。为了能让学生清楚地看清黑板的板书,也要求水平视角(也称观察角,学生看黑板的视线与黑板面形成的水平视角)不小于 30°。若水平视角小于 30°,可使学生辨认黑板字的能力降低。为满足上述规定,同时使前排学生看黑板时不过分仰头,要求教室前排桌(前缘)至黑板应有 2m 或以上距离。学生看黑板时允许的垂直视角(第一排学生看黑板上缘视线与黑版面所形成的垂直夹角)不宜低于 45°。

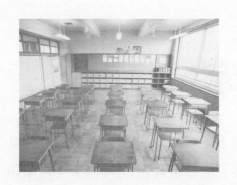

为了方便老师和学生在教室行走,各列桌间应有不小于0.6m的纵行走道,教室后应设不小于0.6m的横行走道。靠内墙两侧的前排最好不设课桌椅,以免因黑板的反光影响学生视力和学习效果。课桌与内墙间的距离应大于0.12m。

教室可因其规模做成斜坡或阶梯地面。第一排课桌前沿与黑板水平距离不小于2.5m;最后一排课桌后沿与黑板的水平距离不大于18m。为同时满足疏散要求,纵横向走道净宽不小于1.1m,疏散门数不得少于2个。每个学生的座位宽度:小学不应小于45cm,中学不应小于50cm。

四、适用而实用的好伙伴——课桌椅

现在一些课桌椅舒适度差,很多学生的书包厚度往往都超过了课桌抽屉的高度,导致书包根本无法放入抽屉之中,孩子们只好把书包放在椅子靠背前,坐在椅子前半部听课和学习。而老师一般只强调坐姿,并不考虑"高个低桌""低个高桌"或是只坐半张椅子的学生是否舒适。舒适度差的课桌椅必然导致坐姿不正确,而长期不正确的坐姿会给学生的身心带来很大影响,如视力下降、脊柱弯曲变形等。课桌椅也是培养学生坐姿的重要外环境,不良的坐姿与脊柱弯曲异常以及近视眼的发生有一定的关系,因此坐姿是决定身体功能状态的一个重要因素。为了你良好的坐姿,让我们一起来挑选合适的课桌椅。

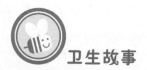 卫生故事

小兰是名初中生,正是长身体的年龄。但是学校的课桌椅的更换速度赶不上她的身体发育速度。桌子的高度不够,椅子又太矮,让小兰每次写字都要弯下腰,这种不良的写字姿势影响着她的脊柱发育和视力发育。慢慢地,小兰养成了趴着写字和眯着眼睛看黑板的习惯。这些习惯不仅造成小兰驼背和近视,也让她变得自卑和沮丧。久而久之原本自信的小兰渐渐变得沉默寡言了。

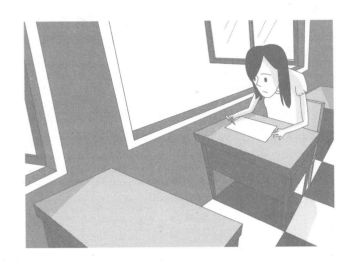

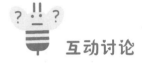

互动讨论

(1)课桌椅的大小是不是要符合学生的实际要求呢?

(2)合适的课桌椅又有哪些基本要求呢?

我们的应对

对课桌椅的基本要求是:(1)满足写字、看书和听课等教育需要;(2)卫生学上要求课桌椅能适应就座学生的身材,可提供良好坐姿,减少疲劳的发生,不能妨碍正常的生长发育,可以保护视力;(3)坚固、安全、美观、造价低廉,不妨碍教室的彻底清扫。

我们在上课时能以良好的姿势看书、写字,是课桌椅卫生要求的最基本的出发点。良好的坐姿是:脊柱正直,写字时头部不过分前倾,不耸肩、不歪头;两肩间的连线与桌缘平行,前胸不受压迫,大腿水平,两足着地(或踏板),保持一个均衡稳定而又不易产生疲劳的体位;看书写字时眼与桌面上书本的距离应为 30～35cm,幼小儿童可稍近,年长的青少年可稍远;血液循环通畅,呼吸自如,下肢神经不受压迫。

各个击破

课桌椅的尺寸

1.椅高:椅前缘最高点离地面的高度。符合卫生要求的椅高应与小腿高相适应,等于腓骨头点高或再低 1cm,使得腘窝下没有明显压力。

2.椅面:一是椅深,即是椅面前后方向的有效尺寸。大腿的后 2/3～3/4 应置于椅面上,小腿后方留有空隙。二是椅宽,即是椅面前缘左右方向的尺寸,应等于臀宽。

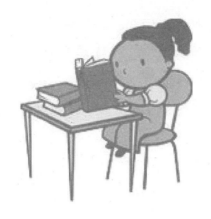

3.椅靠背:最好能与学生腰部外形相吻合,使其就座感到舒适。靠背向后倾斜5°～10°为宜,上缘高达肩胛骨下角之下。

4.桌面:桌面分为平面和斜面的课桌。斜面课桌有利于阅读和书写两项主要学习活动,目的是避免头部过度前倾。斜面的坡度区10°～12°为宜,在桌面远侧有大约9cm宽的水平部分。桌面的前后尺寸约等于前臂加手长,或不低于书本长度的1.5倍。桌面左右宽度不宜小于书写时两肘间的距离,以免邻桌相互干扰。桌面应为浅色,在一定程度上可增加室内亮度,但应注意避免眩光。

5.桌椅高差及桌高:桌椅高差是桌近缘高与椅高之差。椅高确认后,再加上桌椅高差,则为桌高。在课桌和椅子配合程度上,桌高是最重要的因素,对就座姿势的影响最大。

确定合适的桌椅高差在国际上通常有两种方法。第一种方法是桌椅高差等于人体坐姿肘高。第二种方法是丰田顺尔(1924)提出的:桌椅高差应等于1/3座高。即对学龄儿童,适宜的桌椅高差应为座高的1/3;对少年和青年,应在学龄儿童的基础上提高1～2.5cm。

事实上,桌椅高差不仅与人体座高或坐姿肘高有关,而且与书写时上体的前倾程度、眼书距离及视线向下的倾斜程度也有一定关系。一般情况下,座高在其中起代表性作用。对个体儿童,适宜的桌椅高差可用公式求得:桌椅高差＝0.408×座高—4.5cm。

6.桌下空区:课桌下面有充足的空区以便学生在就座时下肢在桌下自由移动,并且大腿上与抽屉底之前有一定的空隙。通常,桌面至箱底的高度不大于课桌椅高差的1/2。

7.桌椅距离:桌与椅的水平距离。其一是椅座距离,即是椅面前缘与桌近缘向下所引垂线之间的水平距离。在椅深适宜条件下,正距离和零距离都不能使人保持良好的读写姿势。要求最好是4cm以内的负距离。其二是倚靠距离,即椅靠背与桌近缘间的水平距离。要求就座儿童的胸前应有3～5cm的自由距离,避免挤压胸部。

五、明亮的教室——采光与照明

眼睛是心灵的窗户。保护眼睛，就是善待自己。人获取信息的来源中，由眼睛所获取的占80％。所以再怎么强调保护眼睛的重要性也不为过。学习环境的光线强度将直接影响处在发育期的青少年的视力。合理的光照强度能够提高我们学习的效率，同时还能保护视力。然而仅仅有明亮的光线是不够的，还必须要让视觉达到一定的舒适度，这样才能提高学习的兴趣。

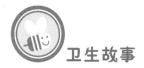 卫生故事

小可坐在教室里靠墙的位置，让她郁闷的是因为坐在靠墙的地方，教室里灯具的光线不能充分照到小可的课桌上。这样的光照条件造成小可在看书时候很不舒适，时间久了小可就养成了看书时离书本很近的不良习惯。有时候光线照射在黑板上会产生较强的眩光，直接影响小可观看黑板上的内容。

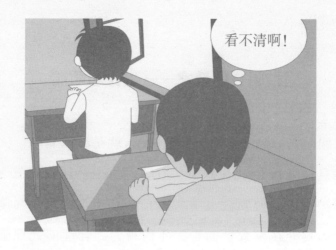

 互动讨论

（1）教室自然采光：是否有足够照度，单双侧采光符合标准吗？

（2）教室人工照明：灯光照度，照明灯位置、眩光的控制等是否符合卫生标准？

我们的应对

教室自然采光的卫生要求：满足采光标准，课桌面和黑板上有足够照度，照度分布均匀；单侧采光的光线应自学生座位左侧射入,双侧采光也应将主要采光窗设在左侧;避免产生较强的眩光作用,创造愉快、舒适的学习环境。

教室人工照明的主要卫生要求与自然采光的卫生要求基本一致,即保证课桌面和黑板面上有足够照度,照度分布均匀;不产生或少产生阴影,没有或尽量减少眩光作用;不因人工照明导致室内温度过高而影响空气的质量和安全。

各个击破

教室的采光条件为:采光窗应适当加大,窗上缘尽可能高些。窗透光面积与地面积之比(玻地面积之比)不应低于 1∶6。为减少眩光,放黑板的前墙不应设窗;除北向窗外,各窗均应备有半透明窗帘;为防止黑板的反射眩光,其表面应采用耐磨和无光泽材料。单侧采光时,教室的室深系数(窗上缘距地面高与室进深之比)不应小于 1∶2,或投射角(也称入射角,指室内工作面一点到窗侧所引水平线与该点到窗上缘间连线的夹角)不小于 $20°\sim22°$。窗下缘过高时,靠窗墙侧的桌面上光线不足,故窗台不宜超过

1m,也不宜低于0.8m。窗间墙不大于窗宽的1/2,最好设计成带形窗。为使离窗最远的桌面上也能获得较好光线,要求最小开角[课桌面测定点到对面遮挡物(如建筑物)顶点连线与该测定点到教室窗上缘连线间的夹角]不小于4°~5°。对面遮挡物至教室的距离(即建筑物间距)应不小于该建筑物高的两倍。为降低遮光率,应保持窗玻璃的清洁状态。

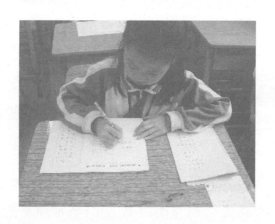

临界照度指当室内天然光照度等于标准规定的最低值时的室外照度,也就是需要开启或关闭人工照明时的室外照度极限值。确定临界照度值,直接影响开窗大小和人工照明的使用时间。标准规定的临界照度为5000lx;四川、贵州一带因照度较低,临界照度标准取4000lx。所规定的天然照度标准按视觉工作的性质分级,学生在室内学习所需的天然光最低照度为75lx,中小学教室各桌面采光系数的最低值是 1.5％。

室内采光是否明亮,课桌面上是否有足够光照度,取决于玻地面积、室深系数、有无室外遮挡物,以及教室的朝向等因素,还受天气、季节、地区等多种自然因素影响。

学生在校大部分学习时间是白天,但在冬季及阴雨天有相当部分上课时间的室外照度低于临界照度,仅靠室外的光照不能满足学习要求,应采用人工照明补充。

眩光是指在视野范围内形成不舒服的干扰或使视觉产生疲劳的光亮。可采用下列方法减轻或消除教室眩光:(1)采用适当的悬挂高度和必要的保护角。提高灯的悬挂高度,可减少眩光。教室内灯具距离课桌面的最低悬挂高度不应低于 1.7m。但是提得过高对保证充足的照度不利,可采用不透明的材料将光源遮挡一部分。可将灯具作一开口,使灯具边沿至灯丝连线和水平线构成一个"保护角",最好为 45°,至少不低于 30°。(2)限制光源的亮度。不可过亮,给视觉带来不舒服的感觉。(3)可通过提高环境亮度以减少光照亮度。(4)灯管应呈纵向排列。据实验观察,灯管纵向排列比横向排列时眩光指数降低 50％。阶梯教室的前排灯不应对后排学生产生直接的眩光,避免眩光对学生视力的影响。

六、贴心的"三姐妹"——气温、气湿、气流

教室内的微小气候包括气温、气湿和气流等,它们就像三个"姐妹"一样,在很大程度上影响着空气的质量,而空气的污染程度又不可避免地对青少年的健康及学习效果带来影响。教室是学生学习的必需外环境,只有满足学生对教室里新鲜空气的需要才能利于学生成长。因此,解决教室通风换气的问题,不断净化室内空气,是保证学生正常学习的重要条件。让"贴心三姐妹"创造一个舒适的微气候环境伴你学习成长。

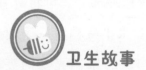 卫生故事

小玲是一名高三的学生,班上的同学们为了能取得好成绩总是埋头苦干。所以在冬天的时候总是把窗户关严实,以免室外的冷风吹进教室引起感冒,从而影响学习效率。但是在封闭的环境里数十名同学呼出的二氧化碳含量逐渐增加,室内空气很快变得污浊。渐渐地,闷热空气让小玲精神不振、疲倦,注意力不集中。但是把窗户打开

后,外面潮湿寒冷的空气进入教室,冷热交替更加容易诱导上呼吸道感染等疾病。而且班级里一旦有同学感冒了,很快就会传染其他同学。

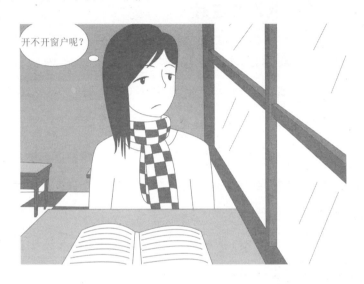

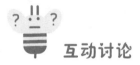 **互动讨论**

(1)教室通风措施合理吗?

(2)教室温度标准是多少?采暖设备有什么样的卫生要求?

我们的应对

教室通风的目的是通过空气流动,排出室内污浊空气,送进室外新鲜空气。卫生要求不仅要供给一定量的新鲜空气,还应保证有适宜于青少年身体健康的微小气候。在炎热的天气,室内需要流速较大、温度较低的空气;在寒冷天气则需要流速较小、温度较高的空气。室内微小气候的调节与通风换气有密切关系。

从卫生角度出发,常用青少年使用房间的空气中的二氧化碳浓度作为反映空气清洁度的重要指标。我国《中小学校教室换气卫生标准》(GB/T17226－1998)规定:教室内空气中 CO_2 最高允许浓度为 0.15%(1500ppm)。

各个击破

通风换气的形式分为自然和人工两种。一般学校大多采用自然换气形式。自然换气是利用室内门窗缝隙、通风管道等直接导入室外空气,置换室内污染空气。室外温差为 1℃ 时,1m² 的墙壁在一小时内仅能通过 0.25m³ 空气,远不能满足需要,故必须规定教室的换气次数。换气次数取决于每名学生每小时的必要换气量和每名学生占教室的容积(气积)。必要换气量(m/h·人)＝二氧化碳呼出量(L/h·人)/(教室内最高 CO_2 允许浓度—室外空气 CO_2 浓度)。

在测定学习时 CO_2 呼出量的基础上,提出我国每名学生每小时必要换气量为:小学生不应低于 11m³,中学生不应低于 14m³,高中生不应低于 17m³。《中小学建筑设计规范》规定,每名学生最少应占教室面积为小学 1.1m²,中学 1.12m²;教室净高为小学 3.1m,中学 3.4m,使每名小学生占容积 3.41m³,每名中学生占容积 3.8m³。因此,小学教室每小时换气次数不宜低于 3 次,中学教室不宜低于 4 次。不同地区和不同季节的天气变化很大,必然影响到室内微小环境,因此教室通风换气方式应该因地制宜。

可采用以下措施加强自然通风效果:

1.教室气窗:窗开口面积不得少于教室地面积的 1/50～1/60,气窗应设在窗的上 1/3 处,便于开启。

2.教室墙壁设自然抽出式通风管道,对增加室内新鲜空气有一定作用。

3.合理的换气制度:换气制度指按照不同季节和天气

规定的合理开窗制度。炎热地区四季都可开窗,温暖地区可采用开窗与开小气窗相结合方式。北方寒冷季节里可利用室内外温差进行开窗通风。

居住在不同气候带的居民对各种温度的适应性是有差别的,因此用至适温度(至适温度反应的是人们对工作环境的微小气候感到不冷不热的温度)这一主观感觉量作为相对参数较合理,而确定温度标准时还应兼顾其他因素。地处我国严寒地区的冬季中小学教室温度最好是 18～20℃,结合我国国情规定为 16～18℃,不宜超过 20℃;室内垂直温差、水平温差均不超过 2℃;相对湿度为 30%～80%;风速宜在 0.3m/s 以下。在温暖地区,夏季教室的至适温度为 23～25℃,建议中小学校教室温度应低于 29℃;在炎热地区,夏季教室的温度应低于 31℃,学生穿夏装情况下室温最好在 25～27℃。

采暖及采暖设备的卫生要求:既要维持教室内有一定的气温,又使空气保持一定清洁度,必须从两方面解决,也就是在实行通风换气的同时还要保证合理的采暖,以使教室温度在冬季达到 16～18℃ 的标准。采暖方式可分为集中式和局部式采暖两种。集中式采暖有蒸气式和热水式等。蒸气式采暖时散热片表面温度高,易烫伤学生,停止供气时散热片很快冷却,使温度有较大的波动。热水式采暖,停止供热时,散热片中存有的热水逐渐冷却,使温度波动较小。所以,在教室里面以集中的热水式采暖为宜,散热片应平滑便于清洁,并设在外墙下的墙壁凹处,也保证室内形成良好的气流条件。

规模较小的中小学学校常采用局部采暖方式,如北方的火炉、火墙等。但是注意防止二氧化碳中毒、烫伤、火灾和烟尘飞扬等。

学校建筑的采暖设计,应根据不同房间的使用特点分层、分区加以考虑,既保证供暖,又可避免能源浪费。

综上所述,青少年朋友们,你们观察一下自己的教室是否都达到了通风条件了。如果没能达到,我们一起给学校领导写一封建议信吧!

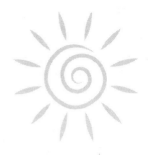

第五篇 贴心的好伙伴——学习用品

"它是我的好朋友，每个同学全都有，笔墨书本帮我拿，可我还得背它走。"——书包。"小黑人儿细又长，穿着木头花衣裳。画画写字它全会，就是不会把歌唱。"——铅笔。"有方有圆又有长，生就一副好心肠，发现有人写错字，牺牲自己来帮忙。"——橡皮。"四四方方扁又长，外穿漂亮新衣裳，学习用品里面放，它是我的好伙伴。"——文具盒。同学们还记得这些朗朗上口的谜语吗？这些看似简单的谜语都道出了学习用品的重要用途。学习用品与大家是密不可分的，恰当地选择和使用学习用品不仅会提高我们的学习效率，更会使我们的健康得到保障。

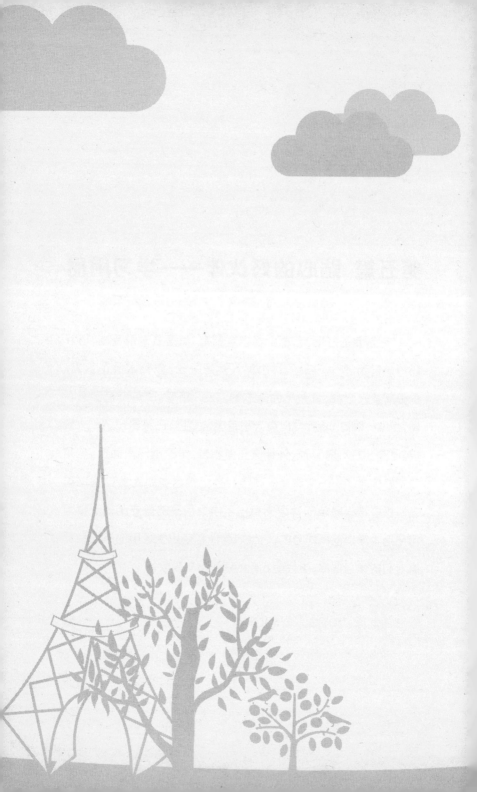

一、你喜欢色彩绚丽的书籍吗?

书籍是开启未知大门的钥匙,书籍是攀登知识高峰的阶梯,书籍是通往成功彼岸的桥梁,书籍是穿越激流险滩的航船,书籍是指引前进方向的灯塔。但是你有没有偶尔感觉在做完一篇密密麻麻的算术题后昏昏欲睡,读完一本色彩绚丽的漫画书会头昏眼花? 这是因为书籍质量的好坏与你的学习效率和身体健康都密切相关。

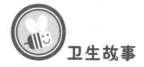

卫生故事

明明今年 17 岁,刚上高中。从小学到初中他一直是班级里的尖子生,现在上高中了,当然更要抓紧学习,为了能上一所好的大学,今后有一个好的前程,他想方设法地让自己提高学习成绩,所以他买了各科的学习辅导书和练习册,希望学习成绩能进一步地巩固与提高,并为考大学作好充分的准备。但最近他在做了一会儿练习题之后就疲惫不堪、昏昏欲睡,学习效率明显下降,为此他担心不已,想着可能是学习任务太重,应该劳逸结合,于是就在学习之余看一些漫画书。可最近他又常觉得头晕,做事情提不起精神,并且视力下降,看东西模糊不清,学习成绩也下滑了。他到底应该怎么办呢?

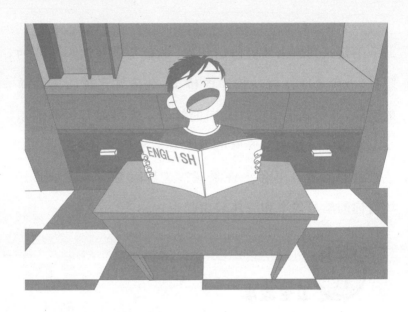

 **互动讨论**

(1)为什么做练习题的时候会觉得疲惫不堪呢?

(2)为了放松而看了漫画书,怎么会感觉头晕?

(3)为什么成绩没有提高,视力却下降了?

我们的应对

各类教科书、辅导书及课外书籍是我们的主要读物，我们在接受教育的过程中始终离不开各类教科书及辅导书，因为我们正处于生长发育的关键时期，书的纸张、字体、排版的合理性以及印刷的清晰度等会对我们的视觉器官产生直接的影响。目前市面上部分教科书及辅导书是盗版的。盗版书的质量较差，错别字较多，装订混乱，删减章节严重。

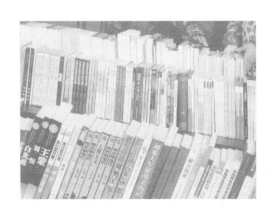

而且几乎所有的盗版书籍都存在字迹模糊、纸张粗糙、字体重叠等问题。当我们在阅读这样的书籍的时候，眼睛容易疲劳，会造成学习效率显著降低，长期如此，还会

引起视力下降、近视等负面影响。部分盗版书籍所用油墨不符合环保标准，含铅量超标，因为没有经过很正规的手段去处理油墨和铅之类的有害物质，长期阅读这样的书籍可能会产生头晕、恶心等症状，会对我们的健康带来不良影响。

各个击破

青少年在选取书籍的时候要注意以下几个方面：

1. 为保证青少年身心健康，相关部门规定所有纸张都必须符合如下卫生要求：

（1）彩色印刷的书籍可使用 A 等纸张印刷；单色印刷的书籍可使用 B 等或 C 等纸张印刷。A 等纸为胶版印刷纸，B 等和 C 等纸均为胶印书刊纸。

（2）同批纸的亮（白）度差不大于 3%。

（3）纸张在印刷过程中不应有明显的掉毛、掉粉现象。纸张应平整，纤维组织应均匀，色泽应一致，每批纸张均不应有明显差异。

（4）纸面不应有影响印刷、使用的外观纸病，如砂子、硬质块、折子、皱纹及各种条痕、斑点、透光点、裂口、孔眼等,平板纸件内不应有纸片、残张、破损、窝角等。

2.单色印刷的书籍印刷时应符合:a.印刷墨色均匀;b.文字清晰,无重影,无缺笔断画、糊字和坏字;c.图像层次分明,图内说明文字清楚、位置准确;d.表格线条清楚、无明显模糊不清;e.页面无明显折痕、脏迹。彩色印刷的教科书的印刷应符合:a.文字清晰,无重影,无明显缺笔断划、糊字和坏字;b.图像层次分明,网点清晰;c.颜色符合付印样,自然、协调;d.版面干净,无明显折痕、脏迹。

3.排版及插图要求:

(1)文字、符号应横排。

(2)字号:小学一、二年级使用二、三号字;三、四年级使用三、四号字;其他各年级使用四、五号字。各字号尺寸如下表。

字号	高(mm)	宽(mm)
二	7.37	7.37
三	5.62	5.62
四	4.91	4.91
五	4.20	4.20

(3)行距:小学一、二年级不低于5mm;三、四年级不低于4mm;其他各年级不低于3mm。

(4)版面空白区域:天头不宜低于15mm,地脚不宜低于 20mm。

（5）拼音、阿拉伯数字和字母高度：小学一年级不宜小于 3.5mm，二年级不宜小于 3mm，三、四年级不宜小于 2mm，其他各年级不宜低于 1.5mm。

（6）插图纸张应采用胶版纸；插图应简洁、清晰、无污点，插图上不应注文字。

4.成品书籍的质量应符合下列要求：

（1）封面与书芯粘贴牢固，书背平直，无空泡，无皱折、拆角、变色、破损。

（2）成品裁切歪斜误差不超过 1.5mm。

（3）成品裁切后无严重刀花，无连刀页，无严重破头。

（4）成品外观整洁、平服，无压痕。

5.阅读纸质读物的注意事项：

（1）保持良好的姿势：有人爱趴在桌上或床上看书，容易造成近视眼、驼背等生理变化。如果长期伏案阅读，也不应该把书放到桌上，低头去看，而应双手将书拿起，距眼睛 30～40cm，否则容易患颈椎病。所以，阅读时一定要保持姿势端正。

（2）保持良好的卫生习惯：阅读完纸质读物以后要洗手才能吃东西，因为纸质读物尤其是报纸，油墨含有许多重金属污染物，包括铅、铬、镉、汞等，它们都可能对人体产生危害。铅元素不仅会阻碍人体血细胞的形成,还能通过血液进入脑组织,造成脑损伤。当人体内的铅积累到一定程度时,就会出现精神障碍、噩梦、失眠、头痛等慢性中毒症状。

二、恰当地选择高科技产品——电子产品

21世纪是信息的社会,其进步和发展的标志之一就是日益普遍使用的电子产品。可是,当今铺天盖地的电子产品萦绕在我们周围的时候,我们该如何去面对呢?随着科技的进步,各种学习类电子产品也如雨后春笋般应运而生,从复读机到随身听,从学习机到学生电脑,且其更新换代的速度日趋频繁。面对琳琅满目的电子产品,我们该做何种选择,如何合理地使用电子产品,充分利用其有利的一面?

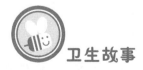

卫生故事

我叫童童,今年上初一,小学毕业后我考上了现在的重点中学,爸爸奖励了我一台笔记本电脑。起初我特别高

兴,每天放学做完作业要玩好几个小时,一段时间过后,我常因为感冒发烧进医院,还戴上厚厚的眼镜。一学期下来,我的成绩从进校的前几名滑到最后几名,以前我是老师和父母心里品学兼优的好孩子,现在我成绩下滑都不知道应该怎样面对他们。

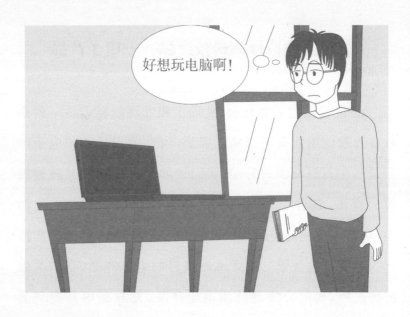

 **互动讨论**

(1)长时间使用电脑为什么会导致视力和抵抗力下降?

(2)如何合理地使用电子产品?

我们的应对

电子产品在当今社会已经被广泛使用,它方便携带、信息量大、表现形式多样,越来越得到我们的青睐,但是不能无限制地使用电子产品。对于电子产品,我们应该秉着"不拒绝,不依赖"的态度,要学会正确看待电子产品,利用它有益的一面,同时尽量避免它带来的一些有害影响:长时间近距离地阅读字体细小的电子读物,容易引发假性近视,若治疗不及时,一旦发展为真性近视将无法逆转;使用电子产品的时候姿势千姿百态,有人头靠椅背,有的伸长脖子眼睛离屏幕很近,还有的弯腰驼背挺不起胸,我们的骨骼还正处于生长阶段,骨质较软,长时间地保持一个不良姿势会导致骨骼变形或移位等;另外长期使用电子产品,减少了课外活动的时间,机体的抵抗力会下降,容易引发疾病;而我们有时自控能力又比较差,长时间上网、玩游戏容易痴迷;使用电子产品过多的青少年,注意力不集中,对环境刺激的敏感性降低,自我控制水平低、意志力薄弱,情绪不稳,严重影响学业。

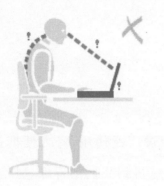 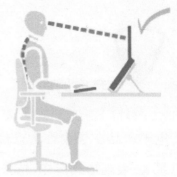

不恰当地使用电子产品给青少年造成的危害主要体现在下面几个方面：

1.辐射危害：正处于发育期的孩子，身体各方面发育还不健全，多数电子产品都会有辐射，对孩子的抵抗力和造血功能会造成影响。

2.影响孩子智力发育：对于孩子来说，电子产品图示化的内容较多，如果长期接触的话，可能会对孩子日后的文字学习造成一定的障碍。

3.在不良姿势状态下玩电子产品易患腱鞘炎：由于电子产品有很多触摸屏设备，长时间用手指按压或轻扫屏幕,快速、重复地做同样的动作,会引起手指、腕部的肌肉和关节劳损,使手指红肿、麻木、刺痛,手腕无力,握东西感到困难,手指一活动就加重不适感等,甚至会引起上肢、肩部、颈部的酸胀、疼痛。如果指关节出现疼痛、僵硬和不灵活状态,尤其是早起后感觉大拇指关节活动不灵活,大拇指掌侧能摸到局部肿胀,活动受限,就很有可能患上腱鞘炎。

4.人际交往不要变成"人机"互动:随着信息时代的到来,目前一些沉迷于电子产品的青少年缺乏人际交往能力的培养。长时间的"人机"互动,不仅会让青少年忽略了与同龄人的玩耍和沟通的机会,并且影响想象力的发展。

因此,为防止以上情况的发生,在使用电子产品的时候应该注意:

1.使用电子产品的年龄和时间:2岁前的孩子最好不要接触电子产品,因为视力还没有完全发育好,电脑屏幕的强光会伤害孩子的视力。虽然平板电脑都配有亮度调节功能,但这是按照成人标准设计的,对于幼儿来说形同虚设。2～3岁,可以选购合适的学习类电子产品。但是要注意使用的时间和姿势。父母可以参考小孩看电视适合的时间,从保护视力等角度出发,3岁时每天使用10分钟左右,然后每增长1岁,可以适当增加10分钟左右。无论年龄多大,每天总的使用时间最好不要超过1.5小时。

2.保持良好习惯,让眼睛少"受伤":要减少对眼睛的伤害,不要在移动的环境中玩电子产品;避免在阳光或者黑暗的环境下玩电子产品;现在的电子产品的背景灯光都是可以调整的,可以把电子产品的背景灯光调得柔和一些,米黄色就是一个不错的选择,相对其他颜色来说,其对于眼睛的伤害相对小一些。

3.保持正确姿势:在使用触屏电子产品玩游戏时,手臂尽量不要悬空,最好在肘部放一个支撑物,减少手腕受力,多做一些带有握拳、捏指动作的手指操。

三、适合自己的好帮手——学习文具

学习文具是青少年学习的必备用品,常用的学习文具包括:笔袋、笔盒、铅笔、自动铅笔、水彩笔、白板笔、圆珠笔、中性笔、油画棒、油性笔、蜡笔、钢笔、书包、橡皮擦、削笔机、液体胶水、固体胶、尺类、圆规、美工刀、剪刀、书套、修正带、文件夹、本册、文件袋、画板、笔芯等。为了增强其感官性能,使其能受到广大青少年的喜爱,近年来,学习文具的样式也越来越多。长得像棒棒糖的圆珠笔、橡皮,小汽车、房子形状的卷笔刀,散发着香味的异形信笺纸等等,这些深受青少年的喜爱。有些文具虽然看上去非常有趣,也能使青少年有一个好的学习积极性,但其中一部分文具是劣质品,有的学习文具仍然留有毛边,香味刺鼻,标着"手工剪刀"的剪刀也非常锋利。这些问题已经威胁到我们的身体健康,甚至校园安全问题,让我们不得不重视起来。

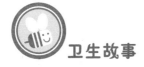

卫生故事

小艾是刚上初中的小女孩,她特别喜欢一些花花绿绿、形态各异的文具。特别是上了初中以后,有了固定的零花钱,她的零花钱大部分都用到买那些文具上,如"美羊羊"样式还带有香味的橡皮擦。这些文具小艾每天都爱不释手,学习的时候握在手里,不学习的时候也不放下,有时候甚至连休息的时候也要放在身边。三个月过去了,小艾老是觉得头晕眼花,严重的时候还想呕吐,做什么事情都无精打采。小艾的身体一直都很健康,还一直是班上的体育健将,马上要开运动会,眼看着为班级争光的机会来了,身体却不听使唤了,为此小艾十分困扰。

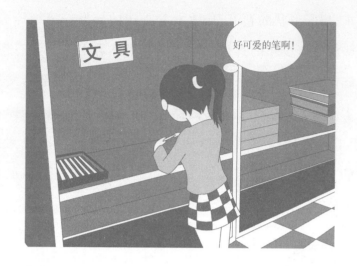

 **互动讨论**

（1）是什么导致小艾身体不适？

（2）应该如何避免此种状况的再次发生？

 我们的应对

眼下，散发浓香的橡皮、铅笔等香味文具深受青少年的喜爱。但这些带刺鼻香味的文具大多含有一些有害物质，会威胁人体健康，对于正在发育的青少年来说，影响尤为明显。医学专家指出,这些漂亮文具散发出的刺鼻香味,包含了多种对人体有害的物质。长期吸入这种有毒物质,会令人感到头痛、软弱无力,对学生的生长发育极为不利。因此我们在挑选文具时,要尽可能地选择颜色外观都朴素一点、香味少一点的。

各个击破

1.学习文具里面的有害物质包括以下几类:

(1)可迁移元素:可迁移元素是指学生文具中可触及部分经人体接触后可被人体吸收的金属元素,这些金属元素在人体内能和蛋白质及酶等发生强烈的相互作用,使它们失去活性,也可能在人体的某些器官中累积,造成慢性中毒。

(2)苯、甲苯及二甲苯:苯、甲苯、二甲苯是苯的系物,是对人体具有较大毒性的有害物质。我国现行标准规定:修正制品(包括修正液、修正笔、修正带)中苯做溶剂时,其在产品中的残留量不应超过 10mg/kg;胶粘剂中甲苯及二甲苯为溶剂时,其在产品中的残留量不应超过 10mg/kg,胶粘剂中不允许以苯做溶剂。

(3)氯代烃:氯代烃是烃类物质中的氢原子被氯原子取代后的一类毒性较大的物质。氯代烃经皮肤吸收后,侵犯神经中枢或作用于内脏器官,引起中毒。学生用作涂改制品的生产原料中往往会有意(溶剂)或无意(杂质)引入氯代烃,致使涂改产品(如修正液、修正带、修正笔等)中存在氯代烃。

(4)游离甲醛、甲醛含量:甲醛是全世界公认的一类致癌物质,在学生文具中含有游离甲醛的主要是胶粘剂(如固体胶、液体胶等),以及学生笔袋、书包的面料及辅料。在胶粘剂产品生产过程中,甲醛往往被用作缩聚反应的原料之一,因反应不完全而游离于胶粘剂产品中;而在学生书包、笔袋的面料及辅料中的甲醛主要来自一些纺织助剂中含有的甲醛。

(5)总挥发性有机物:挥发性有机物(VOC)对人体的影响可分为三种类型:一是气味和感官,包括感官刺激,感觉干燥;二是黏膜刺激和其他系统毒性导致的病态,刺激眼黏膜、鼻黏膜、呼吸道和皮肤等,VOC很容易导致中枢神经系统受到抑制,使人产生头痛、乏力、昏昏欲睡和不舒服的感觉;三是基因毒性和致癌性。

2.为保证青少年健康成长,选择文具时的总体卫生要求应包括:

（1）查标志，看包装：产品使用说明可采用吊牌、标签、包装说明、使用说明书等形式，其内容必须包括制造者的名称和地址、产品名称、规格型号等。

（2）选正规厂家的产品：消费者应尽量在大型商场、超市选购正规厂家的产品。

（3）查外观，看做工：目前市场上的学生文具品种花样繁多，档次不同，价格差别大，做工和质量差距也大。购买时注意不要有意选择做工粗糙、价格太过低廉的文具，同时也不要购买很白的作业本、纸张等文具。

（4）闻气味、挑花色：如果学生文具散发出刺激的异味、香味，最好不要购买；在挑选颜色时，以选购浅色调为宜。

3.挑选几类常用文具时的具体要求：

（1）绘图尺、笔盒等不能有毛边、毛刺，否则容易划伤手。例如，笔盒的盖子不光滑就不要去买。

（2）练习本，按照国家颁布的《学生用品的安全通用要求》规定，学生用的课本、簿册的亮度（白度）应不大于85％，通俗地说就是不能太白，太白了会刺激、损伤学生的眼睛，学生易疲劳，影响学生的视力，而且过于洁白的作业本很有可能加入了大量荧光增白剂。

（3）橡皮最好选择没有香味的。涂改液要选择没有刺鼻气味的。香橡皮往往需要添加别的成分,有害物质超标的可能性大一点,气味刺鼻的涂改液可能含过量的苯等有害物质,青少年长期使用会影响健康。

(4)日常用笔,要找找笔帽上是否有透气口或者留出来的空隙。因为透气口或者留出来的空隙主要是用来防止笔套盖上以后,内外的气压不一样,笔套弹出来伤人的情况。如果没有透气口或者没留空隙就不要购买。高质量的中性笔应有直径为 0.5mm 的半针管笔头(粗细适中、防积墨);书写连续不间断;黑色墨水(一定要选含碳元素的,阅卷机更易识别);笔杆不宜过粗,适合握笔的手感;外观颜色不宜过艳,以冷色调及清淡颜色为主。

四、它做到"两无两易"了吗? ——黑板

"一身黑衣,却没有那诱人的锋芒。长宽有度,规规矩矩。"这就是黑板。黑板,我们每天都要面对,再熟悉不过了。它在老师与学生之间具有十分重要的作用,是教师传达、学生接收信息的重要工具。

现阶段,中小学课堂教学的黑板是不可或缺的,教师教授的内容除了靠声音传达,还需要黑板保存讲授的知识

点。利用黑板，教学过程中出现的新想法可以被迅速记录，并能完整呈现给学生，既能保存思维火花，又能加深我们的记忆。好质量的黑板对于我们的视力健康尤为重要。

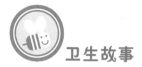

卫生故事

　　小张老师是一名刚刚师范毕业的80后高材生，被分配到一所中学担任数学老师。他对待工作认真负责，每节课上完黑板上都是密密麻麻的一大片，大部分同学都反映板书教学比多媒体教学效果好，但是有极少数同学却说根本看不清楚老师上课写在黑板上的是什么，而且体检时小张老师发现他所带班级的同学们的视力都有所下降。虽然成绩上去了，但是近视增加了，小张老师一直在寻求一个两全其美的办法。

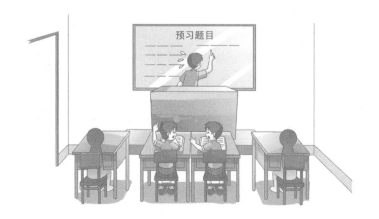

互动讨论

（1）为什么学生的视力会下降呢？

（2）如何在不损害学生视力的情况下提高学习成绩？

我们的应对

黑板是教室中传递信息的重要工具之一，因此在设计上应和课堂照明一样，力求使照度、亮度、显色性、眩光限制等质量指标达到标准。在视野内因看见亮度不适当的点和面所引起的障碍称为眩光，它是引起视力下降的主要原因。目前，在教室照明的设计中，对黑板照明的要求关注较少，照明达不到要求，眩光就得不到较好的限制，照明质量低劣，使学生的视力受到损害。据实验观察，灯管纵向排列比横向排列时眩光指数减少 50%，因此，教室里的灯管排列宜使其长轴垂直于黑板面，且需有灯罩，不能裸安，并且要及时更换陈旧灯管，避免因照度不够而损害学生视力。

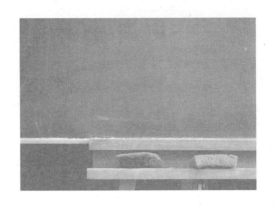

各个击破

无论是学校用或者家庭用,好的黑板都应该具备无眩光、无噪声、易书写、易擦拭的特点,具体卫生要求如下:

1.黑板本身不应该产生眩光。

2.书写面的粉笔附着性应符合以下要求:用熟石膏或碳酸钙制粉笔书写,手感流畅、充实,笔道均匀,线条明显。易擦拭性应符合:用干式黑板擦往复擦拭两次,没有清楚的残留字迹;用湿式黑板擦擦拭,没有淤积的粉笔残迹。

3.书写面的颜色应均匀,有良好的耐光性。

4.黑板书写面应在使用含有洗涤剂和消毒剂的温水(40℃)擦洗时不变色,无表皮脱落。

5.书写面的外观质量应符合:

(1)书写面要求表面平整,没有波纹、龟裂、针孔、斑痕及凹凸不平等缺陷。

(2)拼接而成的书写面,其接缝的间隙应小于 1mm,接缝两侧的不平度不超过 1mm。

6.黑板本体结构应符合下列要求:

(1)黑板的书写面板与衬板需贴实,黏合或压实牢固,不得使用铁钉加固,不得有任何金属物露出书写面。

(2)黑板框应起到夹紧压实书写面板及衬板的作用,不得松脱。

(3)黑板应具有防潮性能,不因空气湿度变化而翘曲变形、发霉、结露、生锈。

(4)除手提式黑板外,其他各种黑板都应有粉笔槽。粉笔槽的宽度应能使粉笔灰不向外溢散,可拆装的粉笔槽必须有可靠的固定方式。

(5)安装在黑板本体上的部件如吊钩、挂图夹、照明灯座、粉笔槽等都不得遮挡书写面及妨碍在书写面上作业。

(6)黑板各个暴露在外边的部位,其边缘均应有半径不小于 3mm 的圆角。金属焊缝必须打磨平滑。

(7)固定式黑板,其框架应与墙壁贴实,无明显缝隙。移动式黑板在移动时不得松动滑脱,就位后保证平稳,在使用中不得出现尖锐的摩擦声。

（8）玻璃黑板使用的平板玻璃其厚度不应小于 4mm，玻璃黑板本身不得有明显的气泡、条纹、结石及磕边。玻璃黑板必须具有足够强度的衬板，其大小应与玻璃平面尺寸相当，不得把玻璃本身当做支撑物使用。

（9）所有用于黑板正面的框架、配件、附件等都应具有装饰性的保护层。保护层的色调应比黑板书写面浅。

五、天平般的百宝箱——双肩包

它装载着我们所有的书籍和学习用品，它更承载了我们儿时伟大的梦想。对！它就是我们的百宝箱——书包。随着时代的进步，书包的样式种类也越来越多样化，走在放学回家的路上，各种各样的书包都出现在眼前。书包主要分为单肩包和双肩包。那么哪一种书包才是我们的最佳伴侣呢？有人云：古人背背篓，都是双肩背。这是最原始、最自然，也相对健康的方式。因为双肩包把包的重量分摊在了两个肩膀上，所以会减少单个肩膀的负重量。而且双肩包最重的位置在人体的脊柱处，也就是人体的正中间，因此不会造成某一边的承重力过多。接下来我们一起来分析单肩包与双肩包的特点吧。

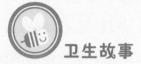

卫生故事

　　小海和小涛是一对双胞胎兄弟,从小学到初中小海独爱单肩书包,因为小海认为单肩书包不但外观时尚漂亮,而且取放书籍、学习用品等都十分方便。小涛却一直坚持使用双肩书包,并没有因为小海或者其他同学使用单肩书包而放弃使用双肩书包。随着年纪一天天地增长,小海跟小涛也到了男生的黄金发育时期。小海跟小涛比起来却像没发育的小学生一样。明明自己是哥哥却看上去更像弟弟。这让小海跟小涛的家长困惑不已,两人每天的吃住都是一样的,学习时间与环境也都是一样的。为什么小海跟小涛之间的差距会越来越大呢?

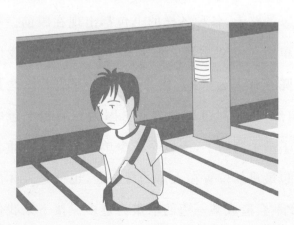

互动讨论

1.什么原因导致小海比弟弟还矮呢？

2.为什么小海感觉自己一边肩高、一边肩低呢？

我们的应对

单肩包似乎已成为人们日常生活中不可缺少的一件物品，特别是在青少年学生中，它的用处极多，它仿佛已成为人们追求潮流的代表。但当我们都在使用它的时候，是否考虑过它的一些潜在的害处呢？

人体的脊柱就是垂直承受重量的，只有脊柱发育正常，有关肌肉紧张力均衡的情况下，才能保持脊柱的力量平衡。而脊柱本身则是依靠柱骨、肌肉、韧带，小关节和椎间盘等维持其形态的，在生长发育期间，若受内外不良因素影响，就可能发生形变，而背单肩包恰好成了外在因素。它使书包的重量压在一侧，使脊柱一侧受压，另一侧被牵拉，造成肌肉紧张力不等，平衡失调，随之而来的是受压侧肩部的血液循环也受到一定的影响，久而久之就会导致斜肩和脊柱弯曲异常。

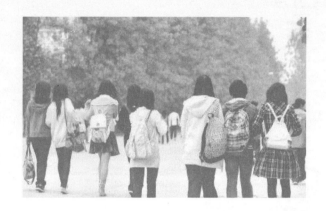

　　脊柱弯曲会给我们带来怎样的危害呢？脊柱弯曲异常影响形体美，严重者出现两肩不平，一高一低，胸肋骨后突下陷和胸部畸形等。就像房屋梁柱歪了，不但影响美观，而且极易倒塌。由于脊柱弯曲异常，严重影响心肺功能及血液循环，使肺活量减小，消化不良。又由于神经受压迫，会造成神经刺激症状。这些患者一时可能无症状，但机体潜在能力下降，影响发育，体力较弱。成年后会患腰背酸痛，严重的还可能发生瘫痪。单肩包固然好用，但会影响骨骼发育，所以请大家尽量少用甚至不使用单肩包。

　　双肩包即可以用双肩来背的包，这种书包使双肩受力均衡，并有助于青少年的成长发育。因此，在学习生活中，我们应该尽量选择双肩包。

各个击破

想要背出健康,那么在选择书包的时候要注意以下几个方面:

1.书包的类型:双肩包。单肩背包或斜挎方式让人始终由身体一侧受力,久而久之难免造成体形歪斜。双肩背方式能分散背包重量,从而减少体形歪斜的可能性。

2.书包的设计:不能有让书包变形而下垂的因素,一旦背包下垂或变形,为平衡身子,自然会弯腰弓背。长久下来,势必影响孩子脊椎的生长和姿势。因此,选择书包时,要选择不变形的用料和款式;书包的肩带应宽大、厚软、舒适,应能够调整长度和位置;最好有腰部支撑枕,以保护比较容易受伤的小腰部位;还应有腰带固定位置,可使书包不会在跑动时在背部和脊椎上到处晃动;书包的设计应能把东西的重量集中在下方和最紧靠背部的位置,上方设计要比较小、平,才不容易导致脊椎弯曲。

3.书包的大小:量身而买。注意书包的尺寸大小是否适合青少年的身高。小学低年级的孩子书包长度应在20～25cm,宽度不宜超过15cm,高度则在25～30cm之间,而小学高年级的孩子书包长度应在 30cm 以下,宽度不宜超过 20cm,长度则在 35cm 左右。

4.书包的重量:背包过重可能造成青少年背部损伤和肌肉疲劳。容易引起脊椎后弯、侧弯、前倾或扭曲。同时,肌肉可能因极度紧张而疲劳,脖子、肩膀和背部容易受到伤害。如果书包重量超过背包者体重的 10%～15%,给身体造成的损害将成倍增加。因此,背包的重量应控制在背包者标准体重的 10% 以下。

5.正确背包:背包时应始终把背包位置保持在后背肌肉最强壮的中部。因此,背包者应该尽量拉紧背包带,防止书包滑到背部以下。这需要家长帮助孩子适当调整背包肩带长短,使孩子比较容易背起和放下书包。

6.合理放置包内物品:合理放置书包内物品也很重要,最重物品应放在最贴近背部的位置。

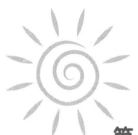

第六篇 用眼卫生知识

眼睛是百科全书，通过它们，我们可以阅读大千世界的精彩纷呈；眼睛是心灵之窗，透过它们，我们可以感受对方内心的真实情感；眼睛让我们感知光线、为我们提供信息、让我们宣泄情绪……眼睛是如此重要，眼之于人，犹如水之于鱼。

然而，眼睛却如易碎的水晶，如果我们不悉心呵护，可能会不可逆地失去它。有数据显示：我国人群中近视眼的患病率约达 33％，更令人关注的是，国内约有 3000 万人是高于600 度并伴有眼底改变的病理性近视眼患者，其中小学生近视率上升到近 40％，初中生达到 60％，高中生达到 70％。

所以，保护眼睛、科学用眼，刻不容缓！

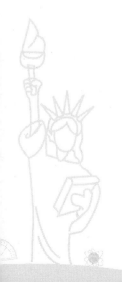

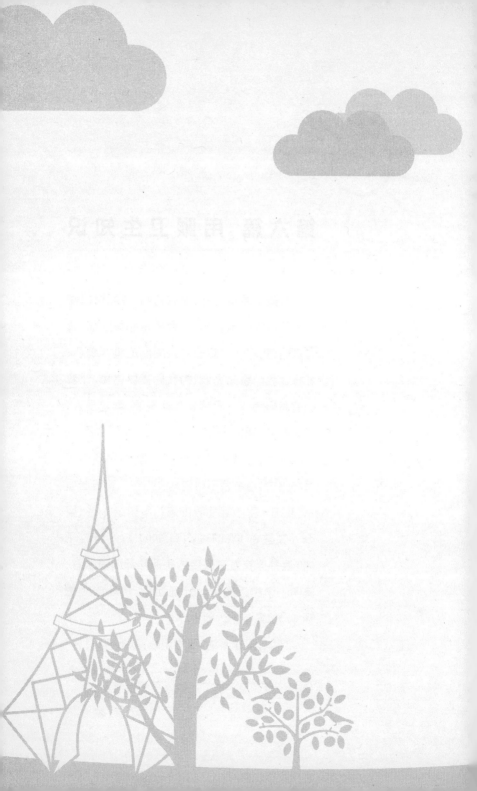

一、睁眼看清晰的世界——预防视力低下

捕捉蝴蝶破茧而出的精彩瞬间,阅读知识万千书本的浩瀚海洋,眼睛让我们感知光线,为我们提供视觉,眼睛为我们大脑提供了80％的信息。但随着我们学习时间增加,课业加重,电子休闲方式的流行,你有没有觉得这个世界越来越不清晰了呢? 色彩斑斓的天地黯淡了,清晰明朗的风景模糊了,这些都是眼睛"生病"的信号。

虽然眼镜可以减轻视力低下的困扰,但视力低下还有其他的危害。首先,眼睛容易干涩和疲劳,佩戴眼镜不便,影响学习和生活质量;其次,升学、参军会有一定的限制;再者,中高度近视会导致眼球突出、眼睑松弛,从而影响容貌;最严重的是近视患者的白内障、青光眼的发病率都高于常人,高度近视易引发玻璃体混浊、视网膜出血和脱离,甚至致盲。

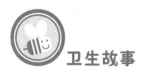

卫生故事

兰兰是一名初一学生,平时学习非常刻苦用功,成绩

也名列前茅。因为初中新增了许多课程,课业不断加重,兰兰每天都要花大量时间投入在学习中。在教室,兰兰经常埋头在课本里,一看就是半天。周围的同学下课都喜欢走出教室,欢快地玩耍,但是兰兰连放下课本眺望美丽的校园都认为是浪费时间。每天晚自习放学后,兰兰回到寝室都会在被窝里打电筒把当天所学的知识再回顾一遍,特别是英语,兰兰总是在电筒的微亮光束下,非常努力地看着那些小小的字母。以前每天八点半睡觉的规律在进入初中以后变成了 10:00。进入初中一个月过去了,渐渐地,坐在教室第四排的她越来越觉得看黑板很吃力,看老师的板书都是模模糊糊一大团,看书的时候觉得一阵阵地特别累。但是,越是看不清楚兰兰就越用力地想去看清楚,但一会儿又模糊了。兰兰迷惑了,不知道该怎么办?

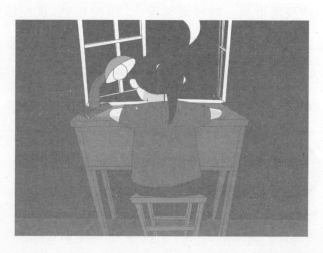

互动讨论

(1)为什么兰兰的眼睛在进入初一以来,视力下降得这么快呢?

(2)兰兰为什么一会儿看得清楚一会儿看不清楚?

(3)兰兰怎样才能回到以前清晰的世界呢?她的眼睛还能治好么?

我们的应对

视力低下,又称视力不良或视力低常,指未佩戴眼镜和其他矫正工具时的眼睛视力未达到正常标准。因为我们视觉器官的发育是随着年龄增长而逐步完善的,因此这个标准值在儿童时期是变化的,但当儿童年龄大于 6 岁,视觉器官发育趋于成熟,这个值定为大于 1.0。当我们的视力检查低于这个标准值的时候,就会渐渐地看不清远处的事物了,我们平时称之为"近视"。

近视的原因及影响因素主要有:第一是环境因素及行为生活方式。环境污染特别是空气污染对眼睛视力有相当恶劣的影响,因为角膜有透气性,外界可与其进行气体交换,角膜代谢所需的氧80％来自空气,空气被污染后,其间的有害物质也会进入角膜内,长时间定会影响眼睛健康。但是,我们青少年视力下降的主要原因是不良行为方式,如睡眠时间短、近距离视物时间长、躺着看书等都是导致视力下降的常见原因;第二是遗传因素,对于高度近视的患者,研究发现有遗传倾向;第三,青少年在生长突增的同时,眼轴会出现一定程度的延长,在学习负担加重和营养缺乏的情况下,就容易导致近视。

各个击破

1. 注意用眼卫生

我们青少年应特别注意:近视要以预防为主,不要等到视力降低时才引起重视,因为这时已经太迟了。预防近视的根本措施是避免长时间近距离用眼,合理安排生活作息时间。例如,每用眼一小时就做眼保健操或远眺,休息十分钟,绿色植物有助于我们眼睛的放松。每天保证一个小时以上的课外活动,睡眠充足。

预防近视的另一个主要措施是重视读写卫生。阅读、书写时坐姿端正,眼睛和书本距离在一尺左右;阅读时,书面与视线应尽量成直角,书面与桌面成 350°左右的夹角;不要在走路或者坐车的时候看书,这极易引起眼睛的疲劳;避免在强光照射、光线过于昏暗以及光线闪烁的情况下看书。

开展体育锻炼是预防近视的另一个好方法。体育活动有助于我们全身的新陈代谢,有助于眼睛内的液体流动,眼压下降,而且又使我们眼睛不近距离长时间注视同一样事物,改善眼肌紧张的状况;在户外的天空下,我们可以自由地陶醉在绿色的环境中,使眼睛得到充分的休息;眼保健操对眼睛的按摩,可以明显改善眼睛的血液供应,消除眼部肌肉的痉挛。

2.合理膳食,补充营养

眼睛和我们全身其他器官一样,需要新鲜的营养。补充眼内睫状肌与巩膜必需的营养物质,增强睫状肌的肌力,帮其恢复固有功能;加强巩膜的坚韧性,增强它对外界的抵御力量,防止其扩张。我们青少年应该养成不挑食、不偏食的好习惯,保证各种营养素均衡摄入。

(1)蛋白质:蛋白质对于生命必不可少,而眼睛更是需要高质量的蛋白质。肉、鱼、蛋、奶等动物性食物含有丰富的蛋白质。

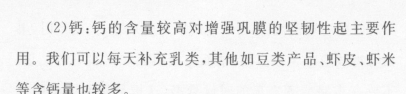

(2)钙:钙的含量较高对增强巩膜的坚韧性起主要作用。我们可以每天补充乳类,其他如豆类产品、虾皮、虾米等含钙量也较多。

(3)锌:近视患者普遍缺乏铬和锌。食物中如黄豆、杏仁、紫菜、海带、黄鱼、奶粉、茶叶、肉类、肝类等含锌和铬元素较多,可适量增加。

(4)维生素:维生素对于预防近视的作用不可小视。富含维生素的食品有蛋、奶、肉、鱼、肝脏和新鲜的蔬菜、水果。

3.近视的矫正和治疗

对于假性近视可以进行积极的矫治。例如,用 0.5% 或 1.0% 阿托品溶液单眼或者交替滴眼,同时密切观察是否有过敏或皮炎等用药反应,眼压高或患青光眼的青少年严禁采用此法。我们青少年可在医生指导下,选择佩戴凸透镜,缓解眼睫状肌的紧张状态,这种方法称为"云雾法"。

对于真性近视的青少年,我们需要预防近视程度的加深。当我们带上眼镜时也需要注意用眼卫生,否则近视程度会不断增加,而高度近视的青少年眼底病变的发病率很高。矫治真性近视的方法现在主要是佩戴合适度数的眼镜或手术治疗。由于我们青少年视觉系统发育还没有成熟,所以不适合使用手术治疗。

二、勿让光线伤害了你的眼睛——光线强度

阳光穿过树叶的裁剪后，留下斑驳影子；太阳风和地球磁场亲密接触时，演变出溢彩极光；霓虹灯照亮这个城市，驱走无边的黑夜……这些都是光线的功劳。光线和水、食物、空气一样，都是我们生存必不可少的东西。光源发出的光线通过介质，直接或者经过非光源物体表面的反射被我们眼睛的感光细胞捕获，转变为生物信号，通过视神经传递给我们的大脑，大脑再进行破译和加工，得到我们对于物体的直观视觉。

光线对于我们视觉系统来说，更是意义重要。在我们生活中，特别是看书写字时，需要合适的光线强度。只有在明亮而稳定的光线下工作和学习，我们的眼睛才不会容易导致疲劳和近视，而当光线强度处于不适当的范围或者光源闪烁时，就会损害我们的视力，导致眼睛的病变。

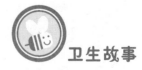
卫生故事

小妍今年开始上高一，她有双美丽的大眼睛，虽然经

过"中考"的洗礼,视力仍非常的好。小妍是一个多愁善感的女孩,平时特别喜欢读一些散文小说,才进入高中的她,有比较空闲的课余时间。她喜欢中午午休时,坐在公园的长椅上,翻看随身携带的书本,觉得惬意又浪漫,尽管正午阳光照在诗集上,文字被反射得有些刺眼的白晃晃;晚上回到家,怕父母发现晚睡,小妍喜欢躺在床上,偷偷把台灯的光线调到最暗后,睁大眼睛看精彩的情节。就这样,小妍度过了她认为自由美好的两个月。但是最近小妍发现上课时看黑板越来越吃力,而在看书本的时候也越来越易疲惫,特别是午后在公园看完散文后,非常容易头晕,不管睁眼还是闭眼,眼前始终感到有一团光影。小妍不知道自己怎么了。

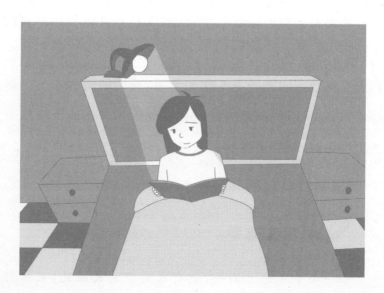

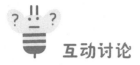

互动讨论

（1）小妍一直保持良好的读写姿势和习惯，为什么还会有可能近视了呢？

（2）为什么小妍经常脑袋晕晕的，而且不管看哪儿都有一团光晕呢？

我们的应对

我们的眼睛，就像一部高度精密的照相机。瞳孔的作用相当于照相机的光圈。瞳孔的开大和缩小可以控制进入眼内的光线；晶状体和睫状肌的作用就相当于照相机的焦距调节；视网膜就相当于相机的感光系统。

一方面，强光会危害我们的视力。第一，当我们在强光下看书的时候，瞳孔会缩小，限制进入的光线，具有一定调节作用。但是，如果长时间在强烈光线下看书，瞳孔就会持续地缩小，引起眼部肌肉痉挛、疲劳、眼球肿胀，甚至头晕目眩。第二，长期在强光下看书，由于睫状肌过度调节，可能导致近视的发展。第三，由于光线太强，当光线通过角膜、瞳孔、晶状体、玻璃体以它们之间的房水系统到达视网膜后,视网膜黄斑区因受强光刺激,形成刺激后的后像作用,不管是闭眼还是看其他的事物,都有一团亮光,久久不消失。而且长久下去,黄斑区会造成不可逆损害,使视觉敏感度降低,引起永久性视力减退。第四,长时间在直射阳光下看书,紫外线会引起角膜和晶状体的损害。第五,如果没有防护地突然暴露于强光下,瞳孔还来不及收缩,光线直接照射至眼底,还可能致盲。

一方面,弱光下看书也会危害我们的视力。当我们在弱光下时,瞳孔增大,以增加光线进入我们的眼睛,但在这种情况下仍不适合我们看书。我们会因为阅读费劲儿,越来越凑近书本,而书本散射入眼睛的光线的散射角增大,我们需要睫状肌更大力度的聚焦光线,使其能在视网膜上成像。长此以往,视疲劳感明显,眼睛干涩,易造成斜视,影响我们的工作学习。

另一方面,眩光下看书也会导致我们视力下降。眩光是指视野中亮度分布不适宜、不均匀,或者空间或时间上存在极端的亮度对比。亮度极高的光源,经过反射而产生的亮度极高的光或者强烈的亮度对比,就会让我们产生眩光,例如,坐在强太阳光下看书或在一间漆黑的房子里看高亮度的电视。眩光不但会造成视觉上的不适应感,而且强烈的眩光还会损害视觉甚至引起失明。

各个击破

首先,我们青少年应养成良好的用眼卫生习惯,避免在光线过强或过弱的情况下学习工作,因为这不仅可能导致近视、斜视、视疲劳等一系列问题,严重时还会眼底病变,甚至失明。避免在阳光直射下看书,在暴露于光线过强情况下,如阳光强烈的夏季时,可采用佩戴墨镜等防护措施,防止过强的紫外线对我们眼睛的伤害。在黑暗的屋子看电视或看电脑屏幕时,可在屋内开一盏小灯,预防眩光导致的视疲劳。

其次,教室内若采用自然光,必须保证桌面和黑板有足够的照度,且照度分布均匀。因为右手常用来写字,会在书本上投影产生眩光,导致眼睛的损害,所以单侧采光的光线应自座位左侧射入,双侧采光也应该将主要采光窗设在左侧。

再者,当自然光不能保证足够的照度时,我们常需要采用人工照明进行补充。采用人工照明时,课桌面和黑板同样需要保证足够的、分布均匀的照度;尽最大可能避免阴影和眩光的影响；人工照明不应该影响室内温度，防止温度过高或安全事故。

三、缓解眼睛的疲劳——休息片刻

眼睛是一个可以感知光线的器官。最简单的眼睛结构可以探测周围环境的明暗，更复杂的眼睛结构可以提供视觉。在很多脊椎动物和一些软体动物中，眼睛通过把光投射到对光敏感的视网膜成像。在那里，光线被接受并转化成信号再通过视神经传递到脑部。通常眼睛是球状的，当中充满透明的凝胶状的物质，有一个聚焦用的晶状体，通常还有一个可以控制进入眼睛光线多少的虹膜。眼疲劳主要是由于人们平时全神贯注地看电脑屏幕时，眼睛眨眼次数减少，造成眼泪分泌相应减少，同时闪烁荧屏强烈刺激眼睛而引起的。眼疲劳是一种眼科常见病，它所引起的眼干、眼涩、眼酸胀，视物模糊甚至视力下降都直接影响着人的工作与生活。还会导致人的颈、肩等相应部位出现疼痛，还会引发和加重各种眼病。只有合理用眼、适时休息，才能保证我们的眼睛一直正常工作。

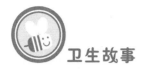

卫生故事

霞霞是某中学初二的学生,因为父母平时工作比较忙,霞霞都是由外婆照顾。每天放学回来,霞霞大多数时间都是看电视、玩电脑娱乐。她很喜欢看电视剧、电影、娱乐节目,喜欢玩网游、看网页。霞霞觉得从电视、网络中不但可以了解到自己想知道的信息,可以看到自己喜欢的明星,还能完成很多现实生活中无法实现的事情,视频中的内容实在是太丰富、太引人入胜了,霞霞每次一看就是几个小时。前段时间,因为天气不太好,又正值放假,霞霞连续数天待在家里看电视、玩电脑,外婆几次劝说她都无动于衷。几天下来,霞霞出现了明显的视力下降、眼睛红肿、流泪,以及眼部周围肌肉收缩等症状。随后,家长立即带霞霞去医院接受治疗,主治医生认为霞霞的病情完全是由于看电视、电脑过多所引起的,统称为"视频综合征"。现在,霞霞再也不长时间地看电视、电脑了,她明白了眼睛会疲劳的道理。

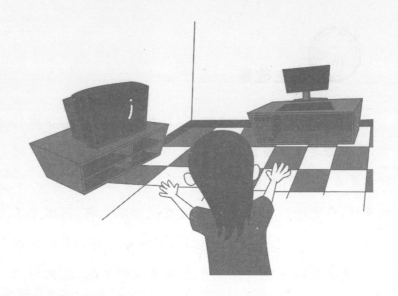

互动讨论

（1）眼睛疲劳是怎样引起的？

（2）如何缓解眼睛的疲劳呢？

我们的应对

能引起眼睛疲劳的情况主要有以下几种：

1.调节性眼睛疲劳：常发生在调节衰弱、调节麻痹、老视、屈光不正(远视、散光)以及戴不合适的眼镜时。由于远视眼在近距离工作时常比正视眼过度使用调节功能,加上辐辏和调节失去平衡关系,因此常在近距离工作或学习时有疲劳感,可出现眼痛、前额胀痛、嗜睡、注意力不集中等症状。正视或轻度远视眼如果阅读时间过长,或近距离工作时间过久,可因过度使用调节功能,睫状肌发生痉挛性收缩而致所谓假性近视(调节痉挛),常见于青少年。有些局部或全身性疾病如青光眼、眼挫伤、贫血、内分泌障碍、急性传染病等,皆可能有调节衰弱而引起的眼疲劳症状。

2.辐辏性(集合)眼睛疲劳:常发生于屈光不正的人。例如近视或老视、隐斜、辐辏功能不全等。在近距离工作或学习时,为了保持双眼单视,两眼内直肌需共同收缩。离物体越近,所需的辐辏功能就越大,内直肌的收缩也越大。若辐辏功能不足即可发生眼睛疲劳。近视者不戴眼镜时,由于近点距离近,不需或很少使用调节功能,因而辐辏与调节平衡被破坏,辐辏多于调节,也可发生眼睛疲劳。工作或看书不能太久,易跳行,有闪光感,不能从事立体觉工作,另外尚有结膜充血。

3.肌性眼睛疲劳:眼外肌力量平衡者,两眼球无论在静止或运动时,在注视物体或不注视物体时都自然处于对称位置,使物象落在两眼视网膜中央的对应点上,不会眼睛疲劳。眼外肌力量不平衡者(如隐斜),在两眼不注视物体时,可出现偏斜。若注视物体,则部分眼外肌就要特别紧张,以努力克服这种不平衡状态。这种神经肌肉的过度紧张,可以引起眼睛疲劳。

4.神经性眼睛疲劳:是一种神经功能紊乱在眼部的表现。在临床上,此表现常是某种神经性疾病的早期症状或发生在更年期。另外,机体某些器质性疾病、甲状腺功能亢进、高血压、脑动脉硬化、贫血以及精神创伤或长期过度紧张的脑力劳动等,均可引起眼疲劳。

5.症状性眼睛疲劳:为各种眼病或某些全身性疾病所致的眼部症状之一,如结膜炎、角膜炎、睑缘炎、眶上神经痛、感冒、鼻旁窦病等引起的眼疲劳。眼局部及中枢神经系统因受到频繁刺激,即可引起眼眶周围痛,额、颞、颅顶部疼痛,眩晕,消化不良,食欲缺乏,恶心呕吐,面部抽搐、痉挛或血管舒缩异常,以及出现一侧面部多汗等症状。

6.环境性眼睛疲劳:随着科学事业的不断发展,人们日常所处的环境,包括生活与工作环境已十分复杂。由于生活与工作环境的异常刺激(特别是电脑等视频设备),也可引起眼睛疲劳。如光源太亮或太暗,灯光闪烁不稳定,室内墙壁颜色不合适,桌椅高低相差太大,强烈噪音,室内温度过冷或过热,在车船上阅读等。由于每个人对环境异常刺激(局部或全身)的耐受程度不同,所发的症状亦有明显差异。这可能和神经性眼睛疲劳相似,是由于生活或工作环境影响而发生的神经官能症。如患有屈光不正,可使眼睛疲劳症状加重。眼睛疲劳患者,应注意消除生活或工作环境中的异常刺激因素,调整照明度,矫正屈光不正,更换度数合适的眼镜或更换制作镜片的材料等。

各个击破

首先,保持良好的工作、生活习惯是预防眼睛干涩的有效手段。要避免长时间操作电脑,注意中间休息。通常连续操作 1 小时,休息 5～10 分钟。休息时可以看看远处或做做眼保健操。其次,要调整好显示器与眼睛的距离和位置,建议距离 50～70 厘米,位置略低于眼水平线 10～20 厘米,显示器的亮度也不要太亮,调节到最大亮度的一半就可以了,以看得清楚内容但比周围物体稍暗为宜。另外,长时间使用电脑时,最好不要戴隐形眼镜,以免加剧眼睛的干燥程度。此外,长期从事电脑操作的人,要注意饮食调理,应多吃豆制品、鱼、牛奶、核桃、青菜、大白菜、空心菜、西红柿及新鲜水果等。

其次，日常生活中也应注意眼睛保健，这样可以预防眼睛干涩，若发病，症状也会减轻。方法是平时用眼得当，注意精神放松，感到眼睛疲劳时进行适当休息。家里的电视机、办公室的电脑都不应该摆放在高于眼睛水平的位置，因为眼睛水平视物不容易疲劳，对眼睛的损耗小。电脑最好要有防辐射屏幕保护。在计算机前工作的干眼症高危人群，应该常备好视力眼贴，定期补水增加眼睛湿润，维持功能正常。

最后，缓解和治疗眼睛疲劳，可以使用一些含有透明质酸钠、牛磺酸、维生素 B_6 等成分的滴眼液，不但能缓解眼睛疲劳等不适症状，让眼睛持久水润，还能补充眼睛所缺乏的营养和水分，从根源上避免视疲劳的发生。

具体方法如下：

1.调整好光线

在微弱的灯光下阅读，不会伤害眼睛，但若光线未提供足够的明暗对比，将使眼睛容易疲劳。应该使用能提供明暗对比的柔和灯光，不要使用直接将光线反射入眼睛的电灯。

2.适时休息

如果你连续在电脑前工作6～8小时，应每1小时休息一次,让眼睛离开电脑 10～15 分钟。

3.调整电脑屏幕的亮度

电脑屏幕上的字体及数字就像小灯泡,直接将光线打入你眼睛。因此,你需要调降屏幕的亮度,并调整明暗对比使字体清晰。

4.经常眨眼

眼睑是你眼睛的私人按摩师。每天特意地眨眼 300 下,有助于清洁眼睛,并给眼睛小小的按摩。

5.按摩妙招

神经性眼睛疲劳和眼睛充血,要立刻休息,然后做下面的眼部体操,消除眼睛疲劳。

(1)按压眼球法,闭着眼睛,用食指、中指、无名指的指端轻轻地按压眼球,也可以旋转轻挤、按揉穴位。不可持续太久或用力揉压,20 秒钟左右就停止。

(2)按压额头法,双手的各三个手指从额头中央,向左右太阳穴的方向转动搓揉,再用力按压太阳穴,可用指尖施力。如此眼底部会有舒服的感觉。重复做 3～5 次。

(3)按压眉间法,拇指腹部贴在眉毛根部下方凹处,轻轻按压或转动。重复做 3 次。眼睛看远处,眼球朝右—上—左—下的方向转动,头部不可晃动。除此以外,用力眨眼、闭眼，也能消除眼睛疲劳。这些方法都能消除眼睛疲劳，让眼睛充分休息，刺激容易老化的眼睛肌肉，恢复活力。上述各运动方法如能与用眼卫生、均衡膳食相结合，效果会更好。

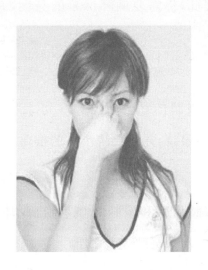

（4）眼眶按摩法，用左右两手的食指侧面顺着眉头到眉梢的方向刮数次。做完这个动作之后以同样的手法，顺着眼睛下面的眼眶刮数次，这种简单的方法就能让你的眼睛变得清爽舒服了。

6.食谱秘诀

眼睛疲倦的原因一般与眼泪的分泌有关，这要引起你的重视，并要加倍保护眼睛，如果能在饮食中加入一些营养眼睛的食物，是最方便、最有效的方法。

维生素 A：不用多说，素有"护眼之必需"之称的维生素 A 是预防眼干、视力衰退、夜盲症的良方，以胡萝卜，绿色、黄色的蔬菜及红枣等含量较多。

维生素 B：维生素 B 是视觉神经的营养来源之一，维生素 B_1 不足，眼睛容易疲劳；维生素 B_2 不足，容易引起角膜炎。可以多吃些芝麻、大豆、鲜奶、小麦胚芽等食物。

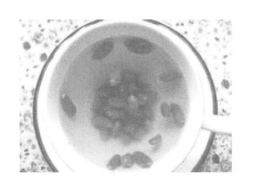

枸杞：枸杞清肝明目的疗效大家早已知道，因为它含有丰富的胡萝卜素，维生素 A、B_1、B_2、C，钙、铁等，是健康眼睛的必需营养。

枸杞的三种食疗配方：(1)枸杞＋米。煮成粥后，加入一点白糖，能够治疗视力模糊及流泪的现象。(2)枸杞＋菊花。用热水冲泡饮用，能使眼睛轻松、明亮。(3)枸杞＋猪肝。煲汤具有清热、消除眼涩、消除因熬夜出现的黑眼圈。决明子具有清肝明目及润肠的功效，能改善眼睛肿痛、红赤多泪，防止视力减弱的症状。

7.科学的睡眠习惯

(1)睡觉前不能喝过多的水,否则频繁起夜是一方面,还会引起眼睑明显的水肿。

(2)充足的睡眠,是消除眼睛疲倦的最佳方法。

四、做一个书写姿势小明星——坐的艺术

现在近视的人数越来越多,而且出现一种年轻化的趋势。虽然现在的医疗技术取得了突飞猛进的发展,但是因为种种原因还是不能让众多的近视患者彻底摆脱近视的困扰。大家都知道,不良的坐姿对于近视的形成起到了推波助澜的作用,千万不要低估了它的存在,正是由于很多人不注意坐姿才使得自己抱恨终身。现在很多学生都喜欢趴着看书学习,殊不知这样的不良坐姿对自己的眼睛有多大的伤害。人们的眼睛在看近处的东西时需要调节之后才能够清清楚楚地看到,眼睛离所看的东西越近,自己的眼睛付出的调节力就会越大。在20厘米的距离看书,使用的调节力是5个,占总调节力的一半,有学生看书距离是10厘米,几乎用完了全部调节力。就好像孩子有10公斤的力量,让他提3公斤的水,不感觉到累。如果让他提10

公斤水,把全部力量用完,很快就会疲劳。

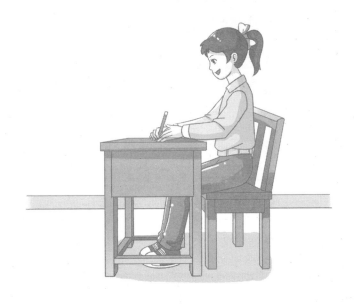

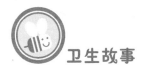 **卫生故事**

　　今年15岁的初三学生晓鹏,最近发现上课时看黑板越来越模糊,在光线暗的地方看物体更模糊,严重影响到他的学习生活。于是晓鹏的父母带他到医院就诊,大夫说晓鹏患了近视。以前晓鹏的视力一直都很好,比较喜欢篮球和象棋,不经常看电视或上网,怎么就近视了? 经过仔细思考分析后,发现可能是由长期不良的坐姿引起的,再加上晓鹏这学期上初三,面对竞争激烈的中考,课业负担也

逐渐加重,坐在桌前学习的时间延长,加速了用眼疲劳形成近视的过程。老师和父母曾经多次纠正晓鹏的坐姿但都没引起他的重视,最终导致晓鹏的眼睛承受不了过重的负担就近视了。医生说,近视因长期戴眼镜会导致生活工作不便;中高度近视,会导致眼球突出,眼睑松弛,影响容貌;近视患者白内障、青光眼的发病率明显高于正常人,而且遗传下一代;最主要的危害是,中高度近视,特别是高度近视容易引发玻璃体混浊、视网膜出血和脱离而致盲。现在晓鹏后悔也来不及了。

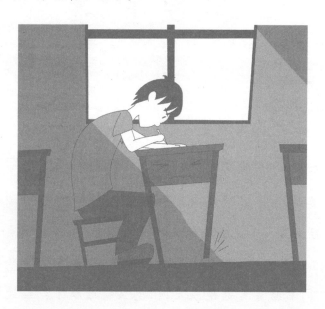

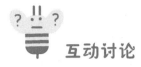

互动讨论

(1)什么样的坐姿是正确的呢?

(2)如何培养良好的坐姿呢?

我们的应对

被测者挺胸坐在被调节到腓骨头高度的平面上,头部以眼耳平面定位,眼睛平视前方,左、右大腿大致平行,膝弯曲大致成直角,足平放在地面上,手轻放在大腿上。坐姿如果不正确,除了看起来没精神外,也容易腰酸背痛,甚至影响脊椎、压迫神经,影响视力。正确坐姿,除了遵循以下技巧摆放双腿外,还应时时保持上半身挺直的姿势,也就是颈、胸、腰都要保持平直。学生听课及作业时的正确姿势:腰背自然挺直、胸部张开、双肩放平、胸离课桌一拳左右;双臂放在桌上略张开,左手大拇指和其余四指分开成八字形,按住纸左边;写字时,眼睛与纸面保持一尺远距离。

另外,正确的坐姿应该是上身与大腿呈 90°,大腿与小腿呈 90°,并维持双脚着地的坐姿,让我们看起来呈三个 90°。需要强调的是,在三个 90°中,腰背部与大腿成 90°最为重要,因为腰背部直立时腰椎间盘受力相对较小,后方的肌肉受力也相应减小,这样才能避免腰背部肌肉过度紧张。如果腰部过度前屈或后仰,腰椎间盘所受到的压力和剪切力都相应增加,久而久之易造成肌肉损害,甚至椎间盘损伤。

各个击破

青少年正处于身体发育、习惯养成的最佳时期,培养他们良好的坐姿习惯尤为重要。在长期的学习生活中,应正确引导:对学生动之以情、晓之以理、督之以行;摆正心态:一个好习惯是要经过多次的重复训练,绝不是一日之功所能完成的,切不可急躁,科学训练,树立榜样,鼓励督促,只有常抓不懈,才能水到渠成。大家都知道培养良好的坐姿不仅能促进我们骨骼的健康成长,而且也是我们良好素质的体现。

眼睛是我们身体的一个重要器官。如果视力不良,不但影响在校学习、生活,将来参加工作也会受到影响。如果患有近视眼,为精密仪器制造和尖端科学研究等工作带来影响和不便。所以注意用眼卫生、预防近视对我们来说是非常重要的。养成正确的坐姿习惯是保护视力的前提条件。现给同学们编个坐姿童谣:

同学们,要牢记,读书写字三个一。

头正肩平背挺直,姿态大方利身体。

眼离书本有一尺,胸离桌子有一拳。

手离笔尖有一寸,右手握笔要自然。

首先,眼离书本有一尺。眼睛的生理功能是这样的:看得越近眼球的调节就越大,读书写字时眼睛距离书本一尺使用的调节基本上在生理范围内,如果眼与书本的距离过近,眼球的调节就更加紧张,经常这样就会造成眼球的过度疲劳。

其次,手离笔尖有一寸。有的同学写字时,习惯把手指头握在距离笔尖很近的地方,这样眼睛看不到字体,头便歪向一侧,两眼与本子的距离不一致,时间长了就会引起双眼视力不一致,导致视力不良。所以在写字时,手指一定要距离笔尖一寸,头部正直,身体端正,才不会影响视力。

再次,胸离桌子有一拳。写字时,前胸与桌沿保持一个拳头的距离,只有这样才能保持胸部挺直。如果弯着腰,胸腔脏器会受到压迫就会影响呼吸,影响血液循环,时间稍长一点就会影响大脑供氧,导致精神萎靡,思想不容易集中,学习效率下降。长久下去还会造成驼背,脊柱弯曲异常等畸形,从而影响身体的生长发育。弯着腰使眼睛与书本的距离过近,影响视力。

第四,书本与课桌的角度要保持在30°左右。如书本水平放在桌面上,看书时就要向前稍低头,这样就容易把书本移近眼睛,加重眼睛调节2~3倍,从而引起颈部肌肉和颈背的疲劳,而不自觉地向前倾斜,长期下去就会导致视力下降。

患近视还有很多原因,比如用眼时间过长,有的同学在看书时,当看到精彩之处,便一口气读完,中间没有休息,这就使得眼球的调节经常处在紧张状态。有的同学一回家,书包一扔,便去开电视、电脑,节假日更是整天"泡"在电视机和电脑前,尤其是经常玩电脑游戏的同学更易损坏视力。有的同学喜欢边走路边看书,或在颠簸的车厢里看书,这样对眼睛很不利,因为车厢晃动身体也摇晃,眼睛与书本距离无法固定,加上照明条件不好,加重了眼睛的负担,经常如此,就极有可能引起近视。

另外,在有利于预防近视的营养素中,值得一提的是钙。钙与眼球构成有关,缺钙会导致近视眼。青少年正处在生长高峰期,体内钙的需要量相对增加,若不注意补钙,不仅会影响骨骼发育,而且会使正在发育的眼球壁的弹性降低,眼内组织压力上升,致使眼球的前后径拉长而导致近视。所以,要多吃含钙丰富的食物,同时要多晒太阳促进钙的吸收。

五、紧张的眼部肌肉

大家想过吗,在我们欣赏美景的时候,眼珠为什么能够随着你的视线,上下左右地转动？其实这是一个很复杂的过程。在我们的眼睛中,存在着很多的肌肉,就是因为这些肌肉受着思想支配,产生收缩活动,于是就拉扯着我们的眼珠不停地转动了。我们来看看几条眼外肌和它们各自的作用吧。

眼外肌,是眼球巩膜上附着的六条肌肉,能使眼球随意转动,它包括了内直肌、外直肌、上直肌、下直肌、上斜肌和下斜肌等。其中,内直肌是作用最强的一条眼外肌。当眼球在原位时,肌肉收缩,眼球向内转。外直肌的作用与内直肌刚好相反,让眼球外转。上直肌能够让眼球上转、内转和内旋,下直肌与上直肌的作用恰恰相反。上斜肌让我们的眼珠能够下转、内旋和少量外展。下斜肌使眼球外旋和外展。

正是有了眼部肌肉这么多的活动,才让我们的眼珠能够随意转动,让我们看到想看的事物,给了我们一个美丽的世界。

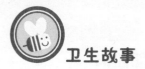

一天下午,小璐像往常一样背着书包步行回家。刚走出校门,就习惯性地从包里掏出了一本书,边走边看。突然,脚下一踩空,整个身体往下掉。当她反应过来时,已经在一个井底。井底有三四米深,下面还有水,此时井水已经没过了她的膝盖。看着头顶上传来的光亮,她只能焦急地望着井口大声呼救。

最先发现她的是一个打扫清洁的阿姨,后来又来了一位叔叔。阿姨在井边守着,不停地安慰她,叔叔则离开找人帮忙。过了好一会儿,看见叔叔又重新站在了井边,将一根粗粗的绳子递了下来。小璐赶紧抓住绳子,把它紧紧地系在了腰上,然后叔叔和阿姨就拉住绳子,把她从井里救了出来。

小璐浑身冰冷,膝盖以下的裤子已经湿透了,不过还好,未受很严重的伤,只是手上擦破了点儿皮。叔叔阿姨说送小璐去医院,她却拒绝了。小璐说,她平时上学放学的时候经常拿着书看。这段时间,她看东西老是模模糊糊的,视力也明显下降了,因此才没有注意路面上消失的井盖。这次之所以掉到井里,除了看书分散注意力外,跟她的视力下降也有很大关系。小璐说,平时老师常常告诫我们放学路上要注意安全,也告诉我们要保护视力,预防近视,但是自己一直都没有注意。她说,我以后走路再也不看书了,而且也要好好保护视力,预防近视的产生。

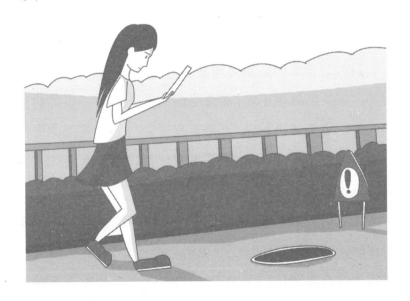

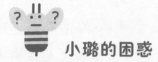 **小璐的困惑**

(1)为什么边走路边看书容易引起视力下降？

(2)边走路边看书有没有其他危害？

(3)有没有其他的不良习惯,能够危害我们的视力？

 我们的应对

因为眼部肌肉是如此的重要,所以保护它们是非常重要的。当我们玩累了时,浑身肌肉会非常疲劳。眼部肌肉和我们的全身肌肉一样,也是会疲劳的。如果我们的眼部肌肉长期处于疲劳状态,而得不到休息,那么,久而久之我们的视力就会下降。

让我们先来了解一下眼部肌肉疲劳的症状。有时我们在阅读的时候,时间久了,视物就会模糊,有时甚至无法再写作或阅读,眼睛变得干涩,头昏痛,严重时候会出现恶心、呕吐等症状。这就是我们所说的眼疲劳,它是由于眼部肌肉长期紧张引起的。那么,什么情况下我们的眼睛会容易疲劳呢？

一般来说,有两种情况会使我们的眼睛容易疲劳。

第一,边走路边看书,或经常在公交车上看书,这对保护视力是不利的。我们在走路时手晃动,坐车时车厢抖动,书本与眼睛的距离在不断改变。而我们的眼睛是个高精密度的仪器,它会随着这个距离不断地调节它的"焦距"。另外,两眼所看的目标移动太快,书本上的字较小且不清楚,得不到合适的光线,这些都会使我们的眼睛更容易疲劳。长此以往,就会对我们的视力造成危害。

第二,躺着看书也会危害我们的视力。我们在看书时,应让我们的眼睛保持在水平状态,使调节与集合(辐轴)取得一致,尽量减少眼睛的疲劳。如果躺着看书,我们的两只眼睛不在同一水平上,距离书本的远近不一致,于是两眼承受的负担轻重不同,时间长了,眼轴会发生明显的变化。并且,我们躺着看书时,书和眼睛很难保持适当的距离,也没有充足的光线,日久也会形成近视。晚上睡觉前,如果我们看到一些精彩的内容会非常兴奋,久久不能入睡。或者由于小说非常吸引我们,我们不知不觉看到很晚。这两者都会严重影响我们的睡眠。

更值得一提的是,随着科技的进步,人们生活水平的提高,手机成为了我们日常生活中的必需品。手机因为携带方便,功能强大,因此我们也养成了对手机的依赖。我们会在走路的时候,坐在车厢里的时候,或者晚上躺在被窝里的时候,用手机看小说,玩游戏。但是却不知道,这样会累坏了我们的眼睛。走路或坐车时阅读手机上的内容就像是看书,很容易使我们的眼睛疲劳。并且手机上的字往往比报纸上的字更小,更不容易看清。另外,如果在艳阳下使用手机,手机屏幕的反光还会刺激你的眼睛。

正如小璐所说,平时老师常常告诫我们要保护视力,预防近视。边走边看或躺着看书,不仅会降低我们的视力,影响我们的睡眠,最重要的是,边走路边看书还会增加意外的发生。当我们边走路边看书的时候,我们往往会忽略了周围的情况。例如,路面上消失不见的井盖,或者一辆迎面而来的汽车。因此,为了保证生命安全,我们绝对不能因边走路边看书而导致意外的发生。

各个击破

据一项对广西北海市2995名中小学生的调查显示,小学一至三年级,经常躺着或在晃动的车内看书的学生,他们的近视率为34.7%,无这种习惯的学生近视率为20.4%。而小学四至六年级学生,近视率分别为43.0%和

30.3％;初中一至三年级的学生,近视率分别为 57.94％和 44.67％。由此我们可以看出,有躺着或在晃动车内看书习惯的同学,他们的近视率明显比没有这种习惯的学生高。研究结果还显示,除了先天性因素外,对小学生视力影响最大的 3 个危险因素是:眼与书本的距离小于一尺、胸与桌的距离小于一拳、躺着及走动时看书,而这些危险因素都是可以通过养成良好的读写习惯加以克服的。

因此,为了保护视力,减少眼疲劳,我们应该克服那些不良的读写习惯,时刻将用眼卫生铭记在心。读书看报时要姿势正确,不要边走路边看书,也不要躺着看书。这样,才能尽量减少眼疲劳。当我们的眼睛非常疲惫时,我们可以做眼保健操,或者出门远眺一下,放松眼部肌肉,保护我们的视力。

六、保健医生来帮你——眼保健操

缓解眼部疲劳、预防近视最重要的方法就是做好眼保健操。

你是不是有过这样的经历,每当下课铃声一响,就想冲出教室,和同学们一起去玩? 但是学校里却安排了大家做眼保健操,并且还安排了老师监督。于是你就很不耐烦地胡乱做完眼保健操,才和同学们出去玩。其实,这样的态度是很不正确的。眼保健操在保护视力、预防近视方面,起着非常重要的作用。首先,就让我们来看一看眼保健操保护视力的原理。

眼保健操是根据中医学推拿按摩的理论,通过按摩眼睛周围的穴位、皮肤和肌肉,促进眼睛周围的血液循环,松弛眼部肌肉,消除眼睛疲劳,从而达到预防近视的目的。

对社区青少年用眼卫生状况的调查结果显示,在被调查的 100 名同学中,有 22 名同学采用做眼保健操的方式来让眼睛得到休息,另外的 78 名同学则通过其他的方式。这 22 名同学的近视率为 40.9%,而通过其他方式来休息的同学中,近视率却是 70.5%。由此我们可以看出,做好眼保健操,能够有效地预防近视。

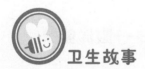 **卫生故事**

小东已经上初中二年级了。每天,学校都会安排他们在课间做两次眼保健操,上午一次,下午一次,而且,还时常有老师监督。可是,每当下课铃一响,小东就非常想冲出教室,去和小伙伴们玩游戏、打球、踢毽子、丢沙包……

于是,小东就非常不认真地对待眼保健操了。揉按穴位的时候,就使劲地揉,使劲地按,也不管手指放的位置对不对。以前老师教眼保健操的正确姿势时,他也没有认真学习,所以现在每次做眼保健操的时候,他也不知道怎样的姿势才是正确的。眼保健操的音乐还没有完,他就迫不及待地离开座位,冲出教室,找小伙伴去玩耍了。后来,小东不认真做眼保健操的事情被老师发现了。老师说,你这样做是不对的。我们要认真地对待眼保健操,眼保健操可以帮助我们减轻眼疲劳,保护视力,预防近视,我们才能够更好地学习。如果我们不认真做眼保健操,不仅不利于我们的视力,反而会对我们的视力产生危害。自从老师给小东讲解了这些危害之后,小东再也不胡乱地做眼保健操了,同时他还掌握了一套做眼保健操的标准姿势。后来每当学校的广播里响起"现在开始做眼保健操,第一节……"的声音时,小东就会觉得非常亲切。小东想,眼保健操除了能够保护我们的视力,也使我们在繁重的学习之外,能够好好地安静休息一下。

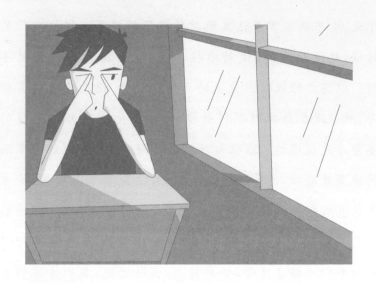

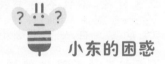

小东的困惑

（1）你知道做眼保健操时需要注意哪些问题吗？

（2）怎样做才是眼保健操的标准姿势？

我们的应对

做眼保健操时，我们应该注意以下几点：

（1）我们应该洗净双手，指甲不能留得过长，轻闭双眼，放松我们的眼部肌肉。

（2）我们要找准穴位。你可以在穴位的附近位置用指端试按，用一点力，明显感到发酸的位置就是穴位所在。

（3）找准穴位后，双手按摩时要轻缓柔和。有的同学说要使劲揉按，这样效果更好。其实这是错误的。另外，按摩应该速度均匀，指端用力要均匀，以按摩处有点酸胀的感觉为好。如果我们用力不均匀，就会损伤我们的眼睛。

（4）当眼睛患有炎症时，应该停止做眼保健操。

（5）最重要的是，我们要持之以恒，长期坚持才能起到良好的保护眼睛的效果。

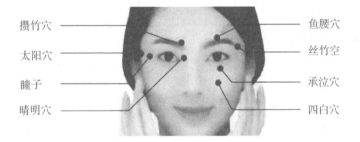

攒竹穴　　　　　　　　　　　　　　　　　鱼腰穴

太阳穴　　　　　　　　　　　　　　　　　丝竹空

瞳子　　　　　　　　　　　　　　　　　　承泣穴

晴明穴　　　　　　　　　　　　　　　　　四白穴

各个击破

标准的眼保健操步骤：

1. 准备

在做眼保健操前,自然闭眼几秒钟,以放松眼部周围的肌肉。调整呼吸。

2. 第一节揉天应穴

用双手大拇指轻轻揉按天应穴(眉头下面、眼眶外上角处)。其他四指散开,弯曲如弓形,支撑在前额上。每旋转一圈为一拍,共64拍,每8拍换一次旋转方向。

3. 第二节挤按睛明穴

以右或左手拇指与食指末端分别按两侧的睛明穴(鼻根部),另一只手撑在桌面上。做操时,手指先向下按,后往上挤,一按一挤为一拍,共64拍。

4. 第三节揉四白穴

四白穴位于脸颊骨凹陷处。操作时,先以左右食指与中指并拢,放在靠近鼻翼的两侧,大拇指支撑在下颚骨凹陷处,然后放下中指,在面颊中央按揉。注意穴位不需移动,按揉面不要太大。旋转按揉一圈为一拍,共64拍,每8拍改变一下旋转方向。

5. 第四节按太阳穴,轮刮眼眶

用拇指按压太阳穴(眉梢和外眼角的中间后一横指处)。操作时,双肘支撑在桌面上,拳起四指,以两手大拇指螺纹面按住太阳穴,以左右食指第二节内侧面轻刮眼眶一圈。上侧从眉头开始,到眉梢为止,下侧从内眼角起至外眼角止,先上后下,轻刮上下一圈。刮上眼眶两拍,刮下眼眶两拍,共 64 拍。

6.完成

眼保健操做完后,应继续闭眼若干秒(一般 10 秒左右),睁眼之后活动一下眼珠,远眺一下。

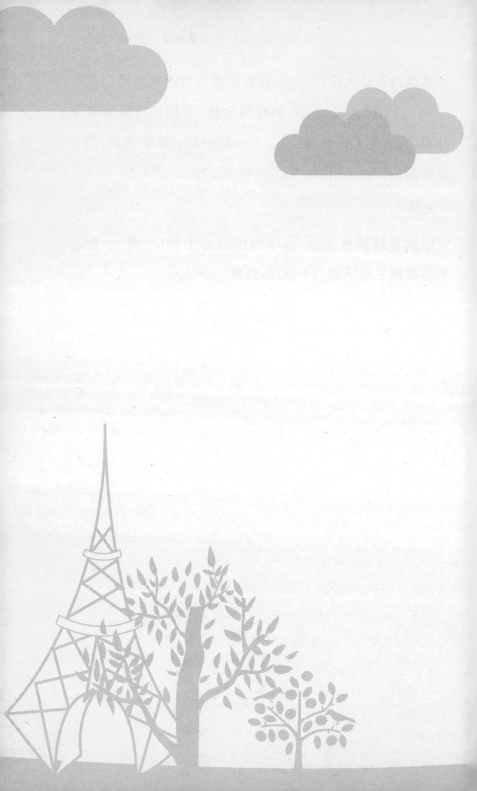

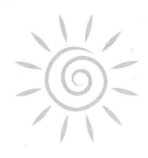

第七篇 其他学习相关疾病预防

　　青少年是我们祖国未来的接班人,应该充满朝气,刻苦学习,长大以后为祖国的建设贡献自己的力量。然而随着一天天的成长、物质生活的渐渐丰富以及人口的增多,竞争也越发激烈,同学们所要面临的不仅是身体、心理的成熟,还有越来越重的学习负担。努力学习是我们在成长过程中必须经历的一个环节,也是我们以后能在社会上立足的前提条件。但是同学们可曾发现,在日复一日、年复一年的学习中,我们在收获知识的同时,也可能因为自己的某些不良学习习惯而患上学习相关疾病从而危害我们的健康。

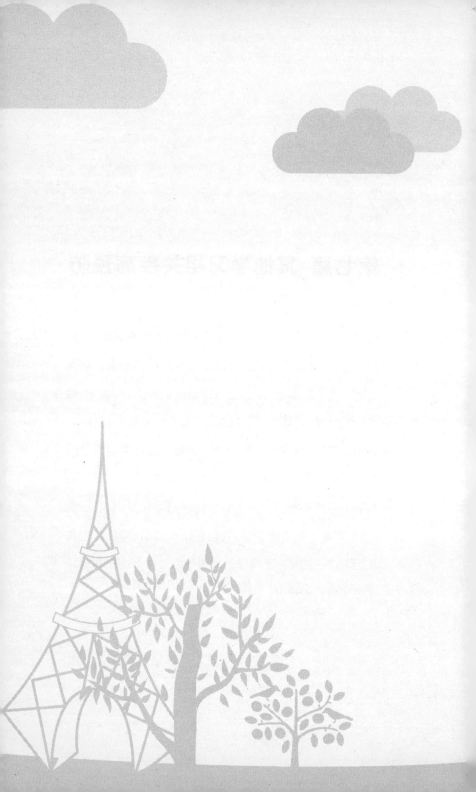

一、学习相关疾病知多少

　　学习相关疾病，是指同学们在进行读书、写字等学习过程中，由于长期的疲劳、不良姿势、不良学习习惯等所导致的一系列疾病的总称。如长期坐姿不良导致的脊柱侧弯和颈椎病，长时间近距离看书造成的近视眼，长期高热量饮食及久坐不动导致的肥胖等等。在这些看似并不严重的疾病中，很多都会给身体带来不可逆转的损害，会对青少年今后的生活造成一定的负面影响。青少年阶段是生长发育的黄金时期，如果不尽早对学习中的一些不良习惯加以注意并纠正，就会引起不同程度的学习相关疾病，这对青少年的生长发育和心理健康是具有严重危害的。同学们现在努力学习是为了创造美好的将来，如果因为大家的不良学习习惯，而给未来埋下疾病隐患，那将会给个人、家庭和社会带来巨大的损失，而这一切用再多的知识也是无法弥补的。作为祖国未来的我们，应重视自己的身体健康，为以后的学习生活打下良好的基础，最终才能为祖国的建设贡献出自己的力量。

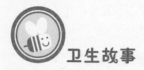 卫生故事

　　大家好，我叫萌萌，是一名高二的学生，平时学习一直非常认真。随着高考的一天天临近，我比以前更加努力地看书学习。我现在在书桌前一坐就好几个小时，而且为了能多做些练习题，就连我以前最爱的体育课都放弃了。如此学习一段时间后，我的成绩并没有得到明显的提高，反而出现了意料之外的新问题。我佩戴上了眼镜，还经常感觉很疲倦，而且出现了注意力不集中、反应慢、头晕、腰酸背疼、脖子僵硬等情况。现在，我们班里越来越多的同学和我一样佩戴了近视眼镜，并且也出现了多种身体不适。我们感到在沉重的学习压力下，每个人都变得目光呆滞，缺乏精气神，再也不像以前那样活泼好动了。但大家都不知道到底是哪里出了问题，最后通过向医生咨询，我们知道自己是患上了学习相关疾病。

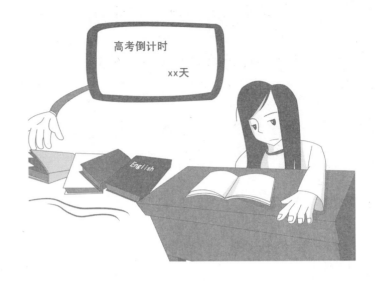

（1）学习相关疾病是怎样形成的？

（2）在平时的学习生活中，学习相关疾病对身体健康的影响有哪些？

学习相关疾病到底是怎样形成的呢？归根到底，就是因为同学们平时的一些不良学习习惯、不良学习姿势长时间作用于身体,使机体的某些结构发生力学等变化,从而导致肌肉、关节等慢性劳损而形成的。如学习时坐姿不正确(双臂伏在课桌上、背部后仰靠着椅背、双手托腮、向右倾、向左倾、弓着腰等等),就可能导致脊柱弯曲变形、颈椎病;在学习中不注意用眼卫生,就可能导致近视、散光等;若久坐不动,缺乏一定的体育锻炼,过多摄入高能量食物就会导致肥胖。在日常学习生活中,导致学习相关疾病发生的例子还很多,但是只要我们明白了疾病是怎样形成的,并在平时的学习生活中尽量避免或改正引起疾病的相关因素,就能在一定程度上起到预防学习相关疾病的作用。

各个击破

大家结合自身的体会,再看看身边的同学,就会发现学习相关疾病在我们的身边越来越普遍。同学们为了提高成绩,往往只顾着埋头读书,不进行体育锻炼,从而忽略了在这个过程中自己身体正在悄然地发生着变化。许多"学习相关疾病"最早表现出的轻微症状都未能引起同学们的足够重视,直到症状越来越明显时,才意识到后果的严重性,最后追悔莫及。这类疾病看似轻微,不足以危及生命,但却会影响我们的学习效率,阻碍正常的生长发育,对我们身心造成不小的损害。

如脊柱侧弯不仅有碍体形美观,还会对我们身高的增长造成一定影响,当其他同学都在茁壮成长的时候,你却只能默默自卑。这还不是最严重的后果,研究发现,脊柱侧弯弧度超过 $20°$,就有可能压迫神经,导致不可逆转的损害,表现出手脚麻木、头晕、腰酸背痛等症状,严重的甚至引起瘫痪,为以后的生活带来诸多不便。颈椎病严重了也会压迫神经,造成手脚发麻、记忆力下降、头晕、容易疲倦、颈部活动受限等问题。长期跷"二郎腿"引起的腰腿病、下肢静脉曲张这些本不应该由青少年来承受的痛苦也将会提前到来。这些疾病,只是"学习相关疾病"中的一部分,如不在早期加以足够重视,不及时纠正,长期下去就会使学习效率大幅下降,最终导致学习成绩的退步,身体受到损害,那么我们的梦想怎么顺利实现呢?

二、不良坐姿之弯腰驼背——脊柱弯曲异常与颈椎病

随着社会的发展,竞争也越来越激烈,同学们为了能够考入理想的学校,都加倍努力地进行学习。然而,面对繁重的学习,大家往往忽略了不良坐姿对身体健康和学习效率的影响。从上到下,我们的脊椎有着别的动物所没有的特殊生理弯曲,这4个生理弯曲形态正好为我们划分了颈椎、胸椎、腰椎以及尾椎。脊椎的作用是承载人体重量对于身体的压力,以及为脏器提供足够的保护。这4个生理弯曲的出现,更好地平衡了重量压力以及保持了足够的弹性。青少年处于生长发育的重要时期,是骨骼迅速生长的时期,若以弯腰驼背、单脚踩凳等不良坐姿伏案学习,并且经常久坐不动,长此以往,就会破坏我们脊柱的正常生理弧度,轻则导致肌肉紧绷而浑身酸痛,重则导致脊柱弯曲异常及颈椎病,严重影响我们的健康和体态。

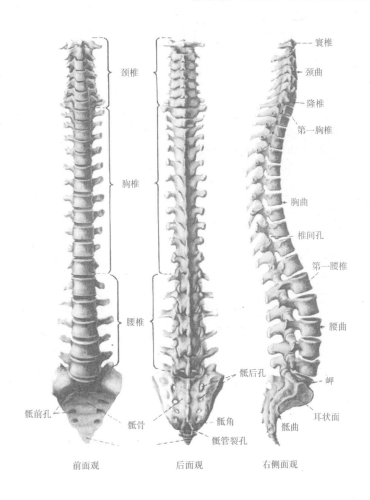

颈椎

胸椎

腰椎

寰椎

颈曲

隆椎

第一胸椎

胸曲

椎间孔

第一腰椎

腰曲

岬

耳状面

骶前孔

骶骨

骶后孔

骶角

骶管裂孔

骶曲

前面观　　　　　后面观　　　　　右侧面观

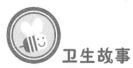

卫生故事

　　小张今年14岁,是一名初中二年级学生。自从上了初中以后,他的学习负担越来越重,作业也越来越多,每天大部分时间都是坐着,很少起来活动活动。由于小张是近视眼,又很注重自身形象,觉得戴眼镜不好看,所以平时在看书和做作业时都不戴眼镜,只是将书本放在桌子上,弯着腰,把头埋得很低。

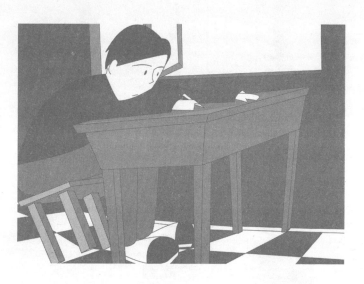

另外,小张还很喜欢侧坐在椅子上写作业,单脚踩着椅子下面的横条。妈妈提醒过小张很多次这样的坐姿不正确,可小张一直没有放在心上,每天仍旧以这样的坐姿在书桌前完成学习任务直到深夜。转眼到了初中二年级,小张渐渐地发现,身边大多数同学都长高了一大截儿,而自己却长得很慢,他身高在班上算是比较矮的,而且体态也不好看,总觉得后背有一点儿歪斜。近几天,小张总是觉得腰酸、头晕、脖子痛,而且症状越来越重。脖子发硬、疼痛,有时候还觉得手指发麻。到医院检查,诊断结果说明他患上了"颈椎病"和"脊柱侧弯",医生建议进行矫正治疗。这下小张的学习受到了极大的影响。

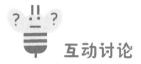

互动讨论

（1）我们生活中的不良坐姿可能导致哪些后果？

（2）小张的"颈椎病"和"脊柱侧弯"会对他造成哪些危害呢？

（3）怎样才能避免不良坐姿引起的"颈椎病"和"脊柱侧弯"呢？

我们的应对

1.颈椎病的危害

颈椎病是一种常见病和多发病,是由于颈椎椎间盘退行性改变及其继发性病理改变累及其周围组织结构（神经根、脊髓、椎动脉、交感神经等）而引起的疾病。因为颈椎长时间处于弯曲位或某些特定体位,导致颈部肌肉长期处于非协调受力状态,肌肉和韧带易受牵拉劳损,从而继发颈椎病。近年来,随着颈椎病发病率呈现年轻化的趋向,颈椎病所引起的多种危害也逐渐被人们所重视。

(1)经常感到手指发麻

上肢有时会突然出现放射性疼痛以及麻木等感觉障碍,同时手部握力减退,但休息或改变躯体位置后症状减轻或者消失;平时仅有轻度症状,甚至是非常轻的手指麻木。

(2)频频出现疼痛

经常出现头痛,而且随着症状出现时间的延长,疼痛越来越频繁。颈椎病引起的头痛主要是由于颈椎病累及颈部肌群,引起颈部肌肉持久痉挛性收缩,导致肌肉的血流循环障碍而引起头痛;颈椎病直接刺激、压迫或牵拉头部敏感组织或神经而引起头痛。

(3)旋颈后加重眩晕等症状

椎动脉型颈椎病至少半数以上是在毫无预兆的情况下突发的,只因头颈向某个方向转动一下,即出现眩晕,甚至天昏地暗。这类患者的症状十分复杂:偏头痛、心脏病、胃肠病,甚至精神病,但是头面部症状较常见。偏头痛为最多,大约70%有一侧性偏头痛症状。其次是耳部症状:耳鸣、听力减退及耳性眩晕等。再次是视力障碍。

（4）不明原因的吞咽困难

颈部骨关节过度向前生长，刺激或压迫食管，甚至造成食管周围炎症、水肿，从而在进食时产生异物感，引起进食及吞咽困难，尤其是食用较硬食物时更加明显。如果把头低下来，困难程度会更加明显。

2.脊柱弯曲的类型和影响

脊柱弯曲异常是儿童青少年中常见的姿势缺陷，与学习生活条件和体育活动有密切关系。

按方向分类可分为：①脊柱侧弯。部分脊柱棘突偏离身体中线称脊柱侧弯，有左侧凸、右侧凸及 S 形弯，可发生在胸段、腰段及胸腰段。②脊柱后凸。指胸段脊柱后凸超过生理曲线范围者。③鞍背及直背。腰部过于前凸的为鞍背，生理胸曲消失者为直背，此两种情况较为少见。

按性质分类可分为：①姿势性脊柱弯曲。由于学习、工作姿势不正或缺乏体育锻炼所致。如果肌肉、韧带和骨骼尚未变形，经过矫正后弯曲可完全消失。若肌肉韧带和骨骼已变形固定，此时弯曲难以矫正，称结构性脊柱弯曲异常。②病理性脊柱弯曲异常。由于各种疾病，如脊柱结核、佝偻病、小儿麻痹或外伤等所致，又称继发性脊柱弯曲异常。脊柱弯曲异常不仅影响体态，而且由于脊柱的异常，会产生许多危害。

（1）外形方面的影响

由于脊柱的弯曲异常，影响青少年身体骨骼的正常生长发育，使人变得驼背、鸡胸、骨盆倾斜，肩不等高、背不等平、腿不等长，身体扭曲，身躯矮小。因为外形的异常，患者会产生自卑心理，不喜欢和人交往，久而久之会影响心理的健康，严重的会发展成自闭症。

（2）生理方面的影响

脊柱弯曲异常引起脊柱两侧着力的作用点受力不平衡，使青少年易产生疲劳感和背部不适，引起腰背痛，并可在凹侧产生骨刺，压迫脊髓或神经，引起截瘫或椎管狭窄。脊柱弯曲异常造成了胸腹腔面积的减小，严重影响了患者的呼吸系统、消化系统、血液循环系统、内分泌系统等正常的生理功能，这一类病人中，成年以后，平均寿命普遍比正常人短，很多人死于心肺并发症。严重的脊柱弯曲异常的女性患者可能影响生育。

脊柱弯曲异常一半以上的病人有腰腿疼，劳动能力下降，少数人甚至不能正常生活，严重时会导致下肢瘫痪，使病人完全丧失行动能力。脊柱弯曲异常给青少年的正常学习、生活、精神、家庭等诸方面带来极大的困扰和不便。

各个击破

1.培养正确的坐姿

很多同学在学校或家里坐着时习惯于驼着背、哈着腰,加上长时间低头伏案,使颈椎处于长时间的向前屈的劳累状态,颈后肌处于强直状态,违背了颈椎前凸、胸椎后凸的生理曲线。正确的坐姿实际上是正确站姿与走姿的延伸,将桌椅高度调到与自己身高比例合适的最佳状态。保持自然的端坐位,头部略微前倾,腰部挺直,不歪头,双肩自然后展,与桌缘平行,使背部轻微地弯曲,保持头、颈、胸的正常生理曲线。最好是头离桌一尺,胸离桌一拳,且避免长时间处于一种固定体位。学习间隙应经常随呼吸做自然的提肩动作,每隔一段时间应抬头后仰休息片刻,使头、颈、肩、胸处在一种微微绷紧的正常生理曲线状态,并尽量避免头颈部过度前倾或后仰。臀部要充分接触椅面,可经常用椅背顶住后腰稍作休息。还要特别提醒有头部偏左或偏右写作习惯的同学应注意纠"偏",如一时改不过来,可每小时缓缓转动头部片刻以消除"偏颈"状态导致的肌肉疲劳。老师、家长平时要注意敦促孩子保持正确的学习姿势,不能让孩子长时间伏案读书、做作业,对他们的不良姿态应立即纠正,督促孩子养成良好的学习习惯,孩子伏案写字一段时间,就要提醒他们抬抬头,舒展一下身体。

2. 硬件保障

学校和家庭应按照《学校卫生标准》为学生提供合格的课桌椅及良好的照明条件,并开展经常性的定期检查,及时调整,提高课桌椅、灯光照明的合格率。

3. 加强健康教育

应加强全社会尤其是家长、教师和学校对儿童青少年正确坐姿的重视,在家长会、教师培训、学校检查、社区宣传等各种场合积极宣传正确坐姿的重要性及方法,使之主动督促学生保持良好的姿势,同时也应加强儿童青少年特别是青春期少年对于自身形体美的关注和追求,加强脊柱、颈椎保健。

4. 颈椎的日常保健

预防颈椎病,最重要的是要减少颈椎的外伤和劳损。如长时间伏案、低头、打电脑等动作易引起颈肌疲劳,时间久了会造成颈椎的损伤,导致颈椎病的发生。因此,学习时要保持既不抬头又不低头的舒适姿态。固定一段时间后要活动头颈部,使颈部韧带肌肉得到休息。睡眠时枕头高低要适中,枕头的高度以侧卧时与肩平,并感到舒适为好。使颈部、头部与背部保持在同一水平上,以利颈部肌肉的放松和保持正常的弧度。

5.腰椎的日常保健

卧床可缓解腰部肌肉的痉挛,可使腰肌和椎间盘得到充分的休息与放松。睡觉的床铺应选择硬板床或者在木板床上放较硬的席梦思等弹性卧具,既舒服,又可使腰部得到充分休息与放松。腰背部肌肉是维持腰椎稳定性的重要结构之一,加强项腰背部肌肉的锻炼,有助于维持及增强腰椎的稳定性,从而延缓腰椎劳损退变的进程,可以有效地预防急慢性腰部损伤和腰痛的发生。

6.坚持体育锻炼

保证有充足的时间参加体育活动,积极加强体育锻炼,以达到预防的目的。做好每天的早操和广播操,认真上好体育课,多做些能加强腰、背、腹、肩部肌肉,起到脊柱保健作用的运动。每天抽出一段时间锻炼颈肩部肌肉,既缓解疲劳,又有利于颈椎稳定。如果学习感到劳累,可以做一次颈部自我锻炼操,轻轻地让头部向各个方向转动,转动时应轻柔、缓慢,以达到该方向的最大运动范围为准。

7.合理膳食

青少年应合理安排饮食,多食用含钙、磷、优质蛋白和其他骨代谢必需物质的食物,以补充骨代谢所必需的原料,提高骨密度,促进肌肉的生长,增强脊柱、颈椎的稳固性。不要过多地摄入咖啡因(可乐中含有此成分),因为食入过多咖啡因,会使胃肠功能下降,促使钙从尿及大便中排出,不利于骨量的增加。

三、不良坐姿之"二郎腿"——跷出腰腿病

也许对于年轻的我们,"腰腿病"这个词很陌生,觉得这样的病只有上了年纪的人才可能患上。但是,同学们是否知道,如果长期保持跷"二郎腿"的不良坐姿,我们也可能会患上"腰腿病"。

很多人坐在椅子上,会习惯性地跷"二郎腿",觉得这样比较舒服、潇洒。那么什么叫"二郎腿"呢?架腿而坐,跷一脚,即谓之"二郎腿"。现在,跷"二郎腿"是一个普遍的现象,不仅中老年人爱跷"二郎腿",连上班族甚至是青少年都对跷"二郎腿"情有独钟。然而日积月累,跷"二郎腿"带来的问题也在渐渐浮现,越来越多的人患上了腰腿

病。青少年正处于体格快速发育的时期,也正处于学业负担最繁重的时期,长期的伏案学习,会对脊柱造成一定压力,如果再加上不良的坐姿,养成了爱跷"二郎腿"的习惯,势必会对今后的身体健康造成严重的影响。

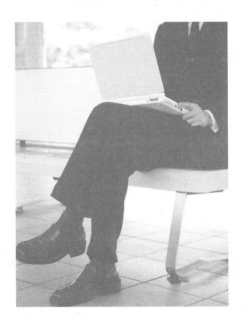

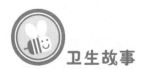 卫生故事

我的名字叫琪琪,今年 17 岁。记得上小学的时候,看着大人们只要一坐下来,就会自然地跷起"二郎腿",当时的我觉得这个坐姿很新奇、很漂亮、很潇洒。我慢慢地开始模仿大人们的模样,渐渐地我就习惯了这样的坐姿,只

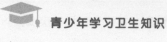
要一坐下来,就会自然而然地跷起"二郎腿",感觉非常随意和舒服。就这样,我上课的时候跷着二郎腿,做作业的时候跷着二郎腿,甚至连坐车的时候都跷着二郎腿。有时候做作业太认真投入了,就会忘记自己一直跷着"二郎腿",直到腿脚发麻了才引起注意,实在麻得难受了才会放下来,接着跷另一只腿。直到去年夏天和伙伴们一起去游泳时,她们都笑我的腿弯,我才发现自己的大腿和小腿都是弯弯的,并且两腿中间还有蛮大的空隙。最近两个月,我经常觉得腰酸腿痛,腿发麻。我自己觉得很奇怪,怎么会这样呢?

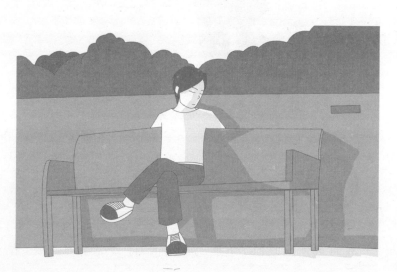

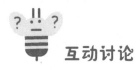

互动讨论

(1)都是同龄人,为什么琪琪的腿是弯弯的?

(2)琪琪还那么年轻,为什么会出现这些症状?这和她平时哪些习惯有关?

(3)我习惯跷二郎腿,这样的不良坐姿会给我带来哪些问题呢?

我们的应对

跷"二郎腿"是不良坐姿的一种,这种坐姿在成年人中普遍存在,一些职业女性还把跷二郎腿当做一种优雅的姿势。但长时间跷"二郎腿"可引起骨盆、腰椎和脊椎偏位,引发腰痛、下背痛等。而且由于长期两侧膝盖受力不同,较常磨损的一侧膝关节就会提早退化,最终导致退化性关节炎。

1.腿部静脉曲张

跷"二郎腿"时,跷起来的那条腿,后侧神经血管长时间叠在另一只脚上,在两腿密不透气的贴合情况下,两腿长时间保持一个姿势不动,容易麻木,如果再加上血液循环受阻,就很可能造成腿部静脉曲张。严重的话还会导致下肢水肿,增加腿部溃疡的机会,甚至出现静脉炎等。另外,有的人会因腿部神经长时间受压缺血,导致运动和感觉功能受损,出现下肢麻木、酸痛,甚至突然短时间不能行走等情况。

2.腰椎承力不均

人体正常脊椎从侧面看应呈"S"形,这种生理弧度有助于支撑人体骨架。青少年正处于生长发育期,跷"二郎腿"时容易弯腰驼背,久而久之,脊椎便形成"C"字形,造成腰椎与胸椎压力分布不均,最终导致腰椎间盘突出、驼背和脊柱弯曲。长此以往,严重的还会压迫到脊神经,引起下背疼。

3.关节炎和关节脱位

首先,跷"二郎腿"时被压的脚长期承受另一只脚的压力,久而久之,不正常的外力导致膝盖上腔退化磨损,膝盖的毛病就会出现,很多人未老先衰,年纪不大就出现退化性关节炎。同时,由于腿受力不均,向内偏斜,可能造成内侧膝关节间隙压力增加,软骨磨损加重,位于膝关节外侧的韧带受到持续牵拉,使其松弛。在已有骨关节炎的基础上形成膝关节半脱位,外表看起来就形成了"O 型腿"。

4.臀部及大腿的疼痛

梨状肌是在臀部深层的一块肌肉,收缩时可以让大腿做出向外转动的动作,坐骨神经从腰椎分出来以后,经梨状肌下面通过,再向下延伸到大腿的后侧。当我们跷起"二郎腿",并向前欠身时,抬腿的一侧梨状肌就会受到牵拉,在肌肉受到长时间过度牵拉时就会变得很紧绷,甚至导致痉挛水肿,局部代谢产物无法得到及时有效的清除,导致了局部肌肉的无菌性炎症的反应,痉挛水肿的肌肉可能会刺激或压迫到附近的坐骨神经,造成臀部及大腿的疼痛。

各个击破

1.培养坐时正确的腿姿

坐时端坐在椅子正中的位置上,背部与臀部尽量成一直角,上体保持挺直,也可稍向前倾。桌子高度应该调节适当,双肩放松,保持水平,手臂应放松地放在桌子上。两小腿与地面垂直或向前伸,两足平放地面,使膝关节后面的肌肉、血管、神经不受压迫。腿部应该有足够的空间,坐时感到舒适而又不易产生疲劳的感觉。

2.改变不良习惯

当想跷"二郎腿"时,就起来走走,分散注意力,慢慢地就能改变;坐时,可先采取双脚一开一合的运动,以使体内血液流动,等到一定时候,这种运动也不需要了,注意坐时全身姿势正确,并放松,以让气血自然流通。

3.缓解腿部压力

感到两腿肌肉麻木或酸痛时,应立即将其放平,用双手反复揉搓或拍打,以缓解疲劳,尽快恢复血液通畅。

4.腰椎保健

坐时必须注意三点:①坐着看书、学习时,尽量挺直腰板,避免弯腰时间过长而引起或加重腰部肌肉紧张度而增加腰痛机会。②需要较长时间坐着学习时,应当定时起来活动活动。一般在 30～45 分钟左右就要起来活动 5～10 分钟。伸伸腰、捶捶背或做课间操,这样对缓解及免除腰部肌肉的疲劳和紧张,具有良好效果。③业余时间多参加适宜的运动锻炼及其他文体活动,以增强体质,增强腰部力量和稳定性,减少腰部损伤的几率。在劳动或运动时注意不可用力过大,姿势转换不可过猛,并要注意在提取重物时事先有所准备,防止因无思想准备,突然用力伤及腰部肌肉而引起急性腰痛。

四、过多脂肪惹麻烦——肥胖

近年来,随着生活水平的提高,高脂肪、高热量、高糖食物大量增加,加之膳食结构不合理、体力活动量减少等原因,我国青少年中肥胖的检出率有大幅增加的趋势。肥胖是一种由于长期能量摄入过多,超过机体能量消耗,体内多余能量转化为脂肪,并过度集聚而引起的营养代谢性疾病。肥胖者的身体内脂肪细胞增多,或细胞体积增大,或两种情况同时存在,最终导致体内脂肪成分显著增高,与其他体内成分失去正常比例,体重则明显高于正常范围。肥胖与心脑血管疾病、糖尿病等有密切关系,对青少年健康有严重危害。

肥胖会对青少年的身体健康造成影响,此时的肥胖若得不到及时纠正,可带入成年,除了身体健康,肥胖对青少年的心理还会造成更加严重的危害。青少年处于发育时期,本来就容易发胖,许多同学会发现自己长胖了不少,但是如果在这个时期合理饮食,加强体育锻炼,就能避免肥胖给我们身心带来的困扰。

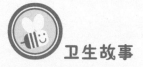 卫生故事

　　小虎是一名初三的学生，今年 15 岁，别看身高只有 170 厘米，可他目前的体重已经达到 168 斤了，是班上公认的"人如其名"的虎小子。和其他同龄人一样，他正为能考入自己理想的高中而努力学习着。每天早上起床洗漱完毕后，小虎都会到家门前的油条店买上 2 根油条当早餐，或者吃上 2 个油炸肉饼再去学校。上了两节课，小虎的肚子就咕咕地叫起来，于是匆匆做完课间操，就到学校食堂买了一个炸鸡汉堡和一杯可乐，三下五除二就吃到了肚子里。中午放学后，小虎叫上几个要好的伙伴一起去学校旁边的餐馆吃午餐，"老板，给我多加点儿油！再给我来瓶可乐"。吃完了饭小虎回到教室，就立刻趴在桌上午睡了一个小时。下午第二节是体育课，小虎却不喜欢参加体育活动，而是重新回到教室里看书，因为班里的同学都笑话他身体不协调。终于放学了，家离学校只有一站路的小虎，还是选择了坐公交车。回到家里，妈妈做了他最爱吃的回锅肉和红烧猪蹄，小虎随即坐下，吃得可香了，不一会儿，两大碗饭就下肚了。

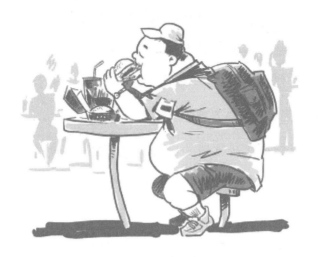

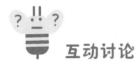 互动讨论

（1）小虎的饮食习惯存在怎样的问题？

（2）他的体重会给他带来怎样的困扰？

（3）是哪些因素使得小虎的体重有别于同龄人？

 我们的应对

　　肥胖是由于膳食不合理、营养过剩、缺乏运动以及遗传因素共同作用引起的身体中脂肪过度堆积。肥胖可以分为单纯性肥胖和继发性肥胖,儿童青少年肥胖绝大多数是单纯性肥胖。肥胖对青少年的危害不仅在于心理,更会引起一系列生理损害,造成高血压、糖尿病等疾病。

1.肥胖对青少年身体方面的危害

青春期是塑造体型的良好时期,如果抓紧这个有利时机适当注意营养、饮食和积极参加体育锻炼,不但使人高矮胖瘦适中,而且还可以把体型塑造得更加健美。青少年肥胖的首先表现是体重增加,大量脂肪沉积,皮下脂肪过多,增加了机体负担和耗氧量,致使他们给人以"身体笨重、臃肿、疲软、懒散、行动迟缓、笨拙、活动能力差"等印象。不少青少年常有平足、膝内弯、下肢弯曲、脊柱和椎间软骨损害等。

肥胖青少年血液中甘油三酯和胆固醇水平升高,血液的黏滞系数增大,容易导致一些"成年心血管疾病"年轻化,如高血压、冠心病等。脂肪组织在血管壁沉积,会对血管壁造成损伤,使血管壁形成动脉粥样硬化。同时脂肪细胞会分泌脂肪细胞因子如骨钙素,这些脂肪细胞因子也会造成血管壁的钙化和损伤,降低血管弹性,最终引发高血压。

肥胖青少年胸壁、纵隔等脂肪增多,使胸腔的顺应性下降,引起呼吸运动障碍,表现为头晕、气短、少动嗜睡,稍一活动即感疲乏无力。同时,免疫系统受到抑制,抗病能力较差,易患呼吸道感染。

肥胖青少年的腹部脂肪增多和体重增加可加重患糖尿病的危险性。肥胖主要是脂肪细胞的堆积造成的,而脂肪堆积的主要部位就是内脏。内脏的脂肪组织增加会导致脂肪对胰岛素的抵抗。胰岛素是人体内唯一的降糖激素,脂肪细胞造成胰岛素抵抗,就会增加胰岛细胞分泌胰岛素,增加胰岛细胞负担,如若不及早治疗,很容易造成糖耐量异常,最终变成糖尿病。糖尿病与冠心病具有强烈的相关性,也就是说,糖尿病患者极有可能并发冠心病。这些疾病若是出现在青少年肥胖患者身上,无疑会给他们的生活带来巨大的影响。

因为肥胖青少年体内脂肪过多,耗氧量比正常人高出30％～40％,体内氧气"入不敷出",具体表现为无精打采,容易疲劳,嗜睡,精神不易集中,影响学习效率致使成绩下降。食物中的苯丙氨酸过多,常引起氨基酶的不足,从而使大量氨基酸堆积在脑细胞中,形成"脂肪脑",影响脑细胞活动,致使智力落后于同龄人。

2.肥胖对青少年心理方面的危害

肥胖对青少年心理的影响甚至比生理损害更严重。肥胖发生越早,心理压抑越大,对个性、性格、气质、情绪和社会化能力的发展都有长久的不利影响。青春期少年因对体型、体像高度敏感，对肥胖更感苦恼；女孩常因减肥心切而过分节食，影响健康，少数甚至因心理冲突激烈而产生自杀意念和行为。

与体重正常的孩子相比，肥胖青少年更容易遇到体形不佳、运动能力不强、常被同学嘲笑等问题。青少年是最善良的人，但同时也最残忍，因为不懂得掩饰自己的情绪和想法，他们往往会把真相不加修饰地坦诚而出，从而在无意间伤害了那些胖孩子。因为不想被同学当做笑话来对待，也为了不让老师点名批评，越来越多的肥胖儿童开始对体育运动或群体性活动产生排斥情绪，他们开始较少或拒绝参加这些原本在青少年的生理及心理发育过程中必不可少的、有助于培养其社交能力、群体意识及自信心等的活动，将自己封闭在一个自认为安全的空间。

在心理成长发育容易受外界影响的敏感期，具有自卑感，学习成绩又不及别人，再加上有一点笨手笨脚，致使肥胖青少年性格上显得孤僻，长此以往他们中就有一些人形成了不愿与人交往的"自闭症"，情况严重的，也许还会产生厌学、过度敏感、易怒、抑郁等情绪。

各个击破

1.开展配膳指导

　　根据青少年的膳食营养需要，学校和家庭要结合学生个体情况制定可行的青少年早、中、晚三餐的食谱。一日三餐科学的能量分配还是应遵循通常所说的"早上要吃好，中午要吃饱，晚上要吃少"的原则。应该少吃零食和各种甜点、糖果、巧克力、冰淇淋等容易导致肥胖的高糖、高脂肪食物。由蔗糖或果糖配制的饮料等含糖量高，而其他营养素的含量相对较少，故也应该减少摄入。同时，还需要对摄食行为和食物烹调方式进行调整，少吃油炸食品。

　　对于已经发生肥胖的青少年，控制总热能的摄入量，使能量代谢呈现负平衡，有利于降低体重。但能量摄入的降低应适可而止，不能因追求减肥的速度而过分控制能量的摄入，以防止出现副作用。

2.加强体育锻炼

　　运动是预防和控制肥胖的有效途径，运动能够消耗更多的能量，从而能够消除多余的脂肪，提高有氧代谢，增强免疫力,调节心理失衡。参加体育锻炼应遵循安全、有趣、价格便宜、便于长期坚持、能有效减少脂肪、有氧运动与无氧运动交替进行的原则。如每周安排踢足球、打篮球、散步、游泳等适当有规律的运动;鼓励青少年每天运动 60 分钟;让学生每天步行上下学和上下楼梯。同时,积极参与家务劳动,不要长时间看电视、玩游戏机等,也是有效预防肥胖发生的措施。

3. 营造健康氛围

学校和家庭是青少年学习和生活的主要环境,老师、家长和青少年自己都应该认识到预防和控制肥胖是提高身心素质的一项不可缺少的内容。青少年要建议学校和家长提供合理的膳食和适当的体育锻炼场所。青少年要有正确的健康观和减肥意识,能够正视自我,消除因肥胖而产生的不良心态,增强自信心。加强健康意识,能认识到合理营养、体能运动和身心发育有密切的关系;自觉选择健康的营养模式和生活方式,纠正不良的膳食行为,坚持体育锻炼。同时,通过健康教育,青少年应破除传统上陈旧落后的思想观念,肥胖绝不是健康,更不是福,真正认识到青春期肥胖会造成潜在的成年期疾病危险,改变不良的饮食习惯和生活方式。